主　编　洪　洋　李英华

副主编　孙田歌　火少晔

骨事须知

骨质疏松的防治与康复

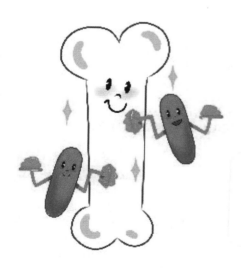

U0295428

上海交通大学出版社
SHANGHAI JIAO TONG UNIVERSITY PRESS

内容简介

本书以幽默风趣、格式新颖的方式呈现了骨质疏松的预防、治疗、康复全过程。骨质疏松症是一种多因素所致的慢性疾病，在骨折发生之前，通常无特殊临床表现。该病的患者女性多于男性，常见于绝经后妇女和老年人。本书图文并茂地讲述骨质疏松的病因、病理机制、临床表现、辅助检查、诊断标准以及防治和康复的方法，还介绍了骨质疏松骨折的概况及防治措施，另外，对骨质疏松的常见误区进行了解说。每个章节前以对话形式来引出主题，辅以骨质疏松的相关知识点。让读者既不感觉枯燥，又能够了解科普内容的关键。

本书适合普通读者阅读，也可供骨质疏松专科医务工作者参考使用。

图书在版编目（CIP）数据

骨事须知：骨质疏松的防治与康复 / 洪洋，李英华
主编. — 上海：上海交通大学出版社，2024.7
（名医讲堂）
ISBN 978-7-313-30486-5

Ⅰ.①骨… Ⅱ.①洪… ②李… Ⅲ.①骨质疏松 – 防
治 ②骨质疏松 – 康复 Ⅳ.①R681

中国国家版本馆CIP数据核字（2024）第062265号

骨事须知　骨质疏松的防治与康复
GUSHI XUZHI　GUZHISHUSONGDE FANGZHI YU KANGFU

主　　编：洪　洋　李英华
出版发行：上海交通大学出版社　　　　　地　　址：上海市番禺路951号
邮政编码：200030　　　　　　　　　　　电　　话：021-64071208
印　　制：常熟市文化印刷有限公司　　　经　　销：全国新华书店
开　　本：880mm×1230mm　1/32　　　印　　张：5.25
字　　数：110千字
版　　次：2024年7月第1版　　　　　　　印　　次：2024年7月第1次印刷
书　　号：ISBN 978-7-313-30486-5
定　　价：58.00元

编 委 会

序 一

骨质疏松防治知识的科普因老龄化社会的到来而显得尤为重要。《骨事须知：骨质疏松的防治与康复》一书让我们对骨质疏松的发生、发展和治疗有一个全面的认识，对骨质疏松的防治工作也有了一种全新的认知。

骨质疏松是一种以因骨量减少、骨强度下降、骨脆性增加、易发生骨折为特征的全身性骨骼疾病。随着社会老龄化的到来，骨质疏松症的发病率逐年提高。有研究预测，全球患骨质疏松症的人口在 2050 年将会达到 2.12 亿。骨质疏松最常见的危害是骨质疏松性骨折（好发于脊柱、髋部和桡骨远端等部位），并常常伴随肺炎、压疮和深静脉血栓。调查显示，老年髋部骨折 1 年死亡率为 20% ~ 30%，这不仅严重影响中老年人群的生活质量，还消耗大量的医疗资源。研究还预测，全世界骨质疏松患者的花费在 2050 年将高达 1315 亿美元。由于起病隐匿、病程长且迁延不愈，骨质疏松需要长期治疗，骨折后需要护理和特殊康复训练，对老年人生活质量有较大的影响。同时，骨质疏松的治疗会增加患者经济负担和医疗资源紧缺的公共卫生负担。做好骨质疏松的早预防、早发现、早干预，是健康老龄化工作的重要一环。

本书主编洪洋教授为上海市第五人民医院的骨科主任医

师、复旦大学骨外科博士生导师、上海市优秀学术带头人、《中国骨质疏松杂志》编委。从事骨质疏松的防治工作20余年，带领骨质疏松科普团队率先建立了基于融媒体技术融合的多学科科普技术手段，让骨质疏松的科普从营养、运动、睡眠、内分泌、康复等多领域开始，通过电视、电台、报纸、下社区开展科普讲座等多种宣传途径开展骨质疏松防治科普工作。因为骨质疏松的临床探索工作，我与他20年前相识于中山医院。他幽默的谈吐、对骨质疏松事业的热爱以及对骨质疏松前沿领域的真知灼见，以及在骨质疏松性骨折康复领域有独到的观点，给我留下了深刻印象。

　　主编李英华副教授为一名长期活跃在骨质疏松科研、科普战线上的专家，她在300余次下社区开展科普讲座过程中收集了社区居民关注的科普点案例。在长期开展骨质疏松防治的同时，她搜集了大量与骨质疏松防治相关的文献资料，结合居民关注骨质疏松的热点问题，编纂成本书。

　　本科普书对骨质疏松的预防、治疗和康复等方面进行了介绍，内容新颖，实用性强，是一部值得推广的骨质疏松科普宣传作品。

　　特作此序，与君共享！

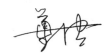

二级教授，主任医师，博士生导师
复旦大学附属中山医院骨科主任
复旦大学医学科普研究所所长
国家科技进步二等奖第一完成人
国家健康科普专家
国家卫生健康委员会有突出贡献中青年专家

序　二

　　骨质疏松是一种老年人的高发病，但由于发病隐匿，易被老年人忽视，往往到发生骨折时才被发现，错过了最佳的干预时机，导致老年人群的生活质量因为骨质疏松性骨折受到严重影响。骨质疏松科普的文章颇多，科普视频也日渐增多，但拟人化、故事化的科普作品较为少见。本科普书以故事化的背景、风趣的语言来讲述骨质疏松的知识，从骨质疏松的预防、治疗到康复来呈现骨质疏松的全周期管理知识，涵盖营养、运动、内分泌、康复、骨科、老年科等多学科领域。本书不仅适合骨质疏松患者阅读，更适合骨量正常、骨量减少人群阅读。除此之外，本书也是全科医生、健康管理工作者、社区老年大学读者的良师益友。

　　本书收集了社区居民关注的骨质疏松是怎样发生发展的、骨质疏松如何预防、骨质疏松治疗中的注意事项、骨质疏松康复技术、特殊人群的骨质疏松防治等知识。本书语言简单易懂，各章节配备了知识点。本书能够提高老年人群骨质疏松防治的健康素养，它的出版利于骨质疏松防治的应用。洪洋主任提出的骨质疏松防治康理论在社区老年骨质疏松防治中的应用，必将推动我国骨质疏松防治事业的发展。本书是骨质疏松领域中具有创新特色的科普作品。

拜读完毕，深感欣慰，特此作序，以推荐之。

医学博士，主任医师，教授，博士生导师
复旦大学附属华东医院代谢性骨病科主任
上海市医学会骨质疏松专科分会主任委员
中华医学会骨质疏松和骨矿盐疾病分会委员
中华医学会老年医学分会骨代谢病学组副组长
国家老年疾病临床医学研究中心项目负责人

前　言

　　本书包含骨质疏松的预防、治疗、康复全过程的内容，以图文并茂、幽默风趣、形式新颖的方式呈现。

　　每个章节前以对话形式引出科普关键内容，后面以"小知识"的形式介绍骨质疏松的相关知识，最后"划重点"部分强调科普内容和知识点，让读者既不感觉枯燥，又能够了解科普内容的关键。既适合普通的读者阅读，也适合骨质疏松专科医务工作者参考。同时针对老年人视力不太好、看小字有困难等特点，采用插画、大字版本，并录制相应的音频内容于微信公众号。

　　本书分为四部分，包括认识老年骨骼健康的杀手——骨质疏松，该部分内容以"谁有我的朋友多"为主题，科普骨质疏松的流行病学及骨质疏松的风险因素，向读者科普骨质疏松的预防知识。以"骨质疏松是怎样造成的"为主题，科普骨质疏松的早筛技术手段及诊断标准以及报告解读相关知识。以"让丢失的骨量早点回来"科普骨质疏松的诊断和治疗方案。"和骨质疏松说再见"为主题，科普骨质疏松的防治过程中的运动、饮食和生活习惯的重要性。在整本书中强调了骨质疏松治疗要有良好的长期依从性，要在同一家医院治疗和检查的必要性，同时科普在治疗过程中常见药物的不良反应及其常见应对措施。该书以骨质疏松的防治康为主线，科普骨质疏松的全周期管理知识。

本书可供普通读者阅读，也可供骨质疏松专科医务工作者参考使用。

编者

2024 年 6 月

目　录

目录

人物介绍

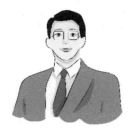

洪医生

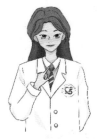

李医生

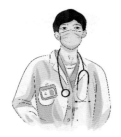

中医

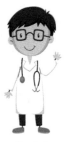

李医生

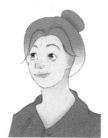

杨阿姨

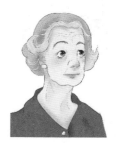

张阿姨

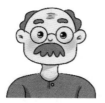

老李

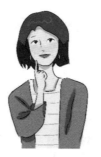

王女士

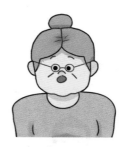

李大姐

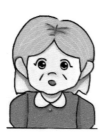

王阿姨

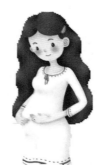

孕期女性

第一章
认识老年骨骼健康的杀手——骨质疏松

本章主要介绍骨质疏松的易患人群、骨骼代谢平衡中各细胞承担的功能与作用、骨质疏松症为什么叫"静悄悄的杀手"、骨质疏松的分类、骨质疏松的风险因素以及骨质疏松的常见自我评估工具。

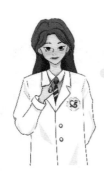

洪医生，我今天收到了一封别具风格的老年骨骼健康杀手的简历，一起看看？

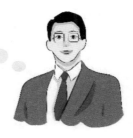

简历还能玩出花来不成？那就看看它有什么特别的！

骨质疏松简历

姓　　名：骨质疏松

英文名：osteoporosis

外　　号：静悄悄的杀手

家族成员：原发性、继发性、特发性

选择对象偏好：白色人种 > 黄色人种 > 黑色人种

出生原因：长骨头的细胞打不过破坏骨头的细胞

业务合作科室：骨科、内分泌科、妇产科、风湿免疫科、营养科、老年科、核医学科、呼吸科、肿瘤科等

朋友：遍布全球，数量众多，包括50岁以上中老年女性、甲状腺疾病患者、糖尿病患者、慢性阻塞性肺疾病患者、慢性肾病患者、慢性肝病患者、风湿性关节炎患者、红斑狼疮患者、放化疗人群、卵巢或子宫摘除患者、矿业工人、每周运动总时长低于2小时的人、每周咖啡摄入超过5杯的人、每日睡眠总时长低于5小时的人、体重指数小于$18\ kg/m^2$的人、爱喝碳酸饮料的人

敌人：爱运动的人、饮食平衡的人、生活作息规律的人、父母给的"骨骼峰值银行"储备足的人、年轻时"骨骼峰值银行"储备足的人

成长经历：骨量正常→骨量减少→骨质疏松→骨折

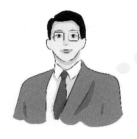

还真有点意思，那你就去把它约过来面试一下吧！

小知识

骨质疏松的易患人群

除老年人群外，骨质疏松的易患人群包括：缺乏运动的人群，肿瘤放化疗人群，吸烟人群，酗酒人群，慢性阻塞性肺疾病、慢性肾病、慢性肝病、肠胃道疾病、睡眠障碍人群，糖尿病人群，甲状腺疾病人群，长期服用糖皮质激素类药物人群，长期饮食不均衡人群和肌少症人群等。钙和维生素D缺乏只是引起骨质疏松的原因之一，更多的是疾病、用药、不良生活习惯导致的。

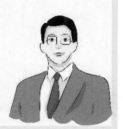

划重点

骨质疏松的诱发原因众多，找到诱发因素是治疗骨质疏松的关键。骨质疏松的就诊科室要根据自身的可能发病原因去选择。

第一节　成骨细胞、破骨细胞，到底谁才是人类骨骼健康的好朋友？

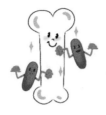

破骨细胞快走开，我是健康骨骼的好朋友成骨细胞，你的名字一听就是坏蛋！

成骨细胞

你太霸道了，我也是健康骨骼的好朋友。

破骨细胞

你们都是我的好朋友，和睦相处才能帮助我保持健康。

健康骨骼

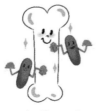

什么，我没有听错吧？专门搞破坏的破骨细胞也是你的好朋友？

成骨细胞

> 哈哈，你的确没有听错，破骨细胞的存在对于保持骨骼健康也很重要。我来介绍一下你们两个拥有的本事！

健康骨骼

健康骨骼介绍

骨组织中有四种不同的细胞类型：骨原细胞、成骨细胞、骨细胞和破骨细胞。骨原细胞可见于骨髓基质、骨外膜、软组织及未确定的外周血管内皮细胞。成骨细胞和骨细胞都源于骨原细胞，破骨细胞源于造血组织中的单核细胞，属于单核巨噬细胞系统。

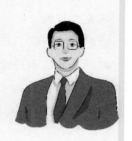

> 对不起，以前没有注意到它。接下来我们自我介绍吧！我是成骨细胞，来源于骨原细胞、骨髓基质细胞等间充质细胞。我就住在骨组织表面，主要负责合成和分泌骨基质的有效成分。

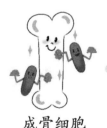

成骨细胞

哦，我还负责分泌甲状旁腺激素（PTH）受体、雌激素受体和维生素 D_3 受体，我们经常成群结伴出现，促进骨钙化。

　　我是骨细胞，比成骨细胞体积小，住在骨板内或骨板之间，受到刺激后，可局部活化，参与溶骨和成骨反应。我还可以调节骨与血液中的钙离子交换。

骨细胞

　　我住在骨组织边缘，在骨重塑中发挥重要作用。小时候胞质嗜碱性，成熟后胞质嗜酸性，胞浆内的蛋白酶、碳酸酐酶、乳酸和柠檬酸，促进骨吸收。我可以溶解骨盐后清除衰老物质和变性坏死，和成骨细胞共同参与骨生长和改建。

破骨细胞

小知识

骨塑型与骨重建

　　在骨的发育过程中，骨形成后骨的增长和增粗过程即为塑型过程，而骨单位的更新过程即为骨重建。塑型到成年后即停止。它主要通过骺板软骨增长（骨增长）、骨外膜成骨而骨内膜吸收骨（骨增粗）来完成。重建过程则持续终身，它一般有四个时期：激活期、骨吸收期、骨形成期和静止期。成人骨单位重建需要 4~5 周的时间，板层骨形成的速度为每天 1~2 μ m。

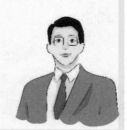

划重点

骨塑型在成年后停止，而骨重建终身存在。

第二节　静悄悄的杀手——骨质疏松症

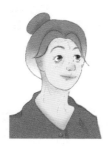

老张，你听说了吗？那个以前跟咱们一起打麻将的老王前天走了。

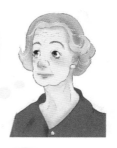

她好像年纪还不是很大吧，记得刚刚七十出头，印象中她是去年国庆节后洗澡跌倒引起髋部骨折住院，当时还是我们居委会把她送医院的呢！这才半年不到啊，怎么人就不在了呢？

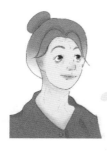

是呀，我原来以为骨质疏松不像糖尿病、高血压和肿瘤那么可怕呢！上次医生来筛检的时候说我可能骨质疏松，看来我得赶紧去医院做个检查。电视上的专家说骨质疏松最严重的后果就是导致骨折，特别是髋部骨折，致死、致残率很高的。

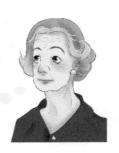

老杨，你别老大惊小怪的，骨质疏松不就是老年人的毛病吗？吃药也不见得有多少效果，治疗又治不好，你看我检查出来不吃药不也好好的吗？

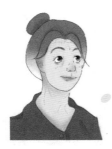

老张，你还真别不信邪！我有几个亲戚筛查出来后一直配合医生打针、吃药，人家骨头就好了很多。腰酸背疼也好了些，主要是人家一直没有骨折。这次我不听你的了，老姐姐，咱不能跟幸福生活过不去。刚过了几年好日子，我可不想这么早就躺在床上受罪。你下午跟我一起去医院吧！

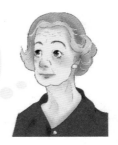

老杨，快来看医院的骨质疏松科普宣传栏，咱们还真没有白来一趟！谢谢你带我一起！

静悄悄的杀手——骨质疏松

　　在发生腰背疼痛之前，骨质疏松导致患者在无声无息中身高缩短 3cm 以上或者发生驼背。当你就诊时，往往已经发生了腰椎、胸椎压缩性骨折。骨质疏松患者往往在轻微外力的作用下就发生骨折，严重影响患者的生存质量，甚至缩短寿命。

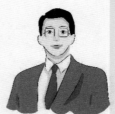

　　容易发生骨质疏松性骨折的部位包括胸腰段椎体、桡骨远端、肱骨近端、踝关节等。

谨防人生的最后一次骨折——髋部骨折

　　髋部骨折危害较大，被称为"人生的最后一次骨折"。当发生髋部骨折后，12%~20% 的髋部骨折患者会发生骨折相关性肺炎或肺栓塞等并发症，约 50% 的髋部骨折患者需借助外力行走，25% 髋部骨折患者需要家庭护理。髋部骨折患者病死率较高，且容易发生在 80 岁以上的高龄老年患者中。

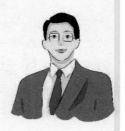

　　为了您的老年生活质量，我们建议您预防骨质疏松性骨折要早发现、早干预！

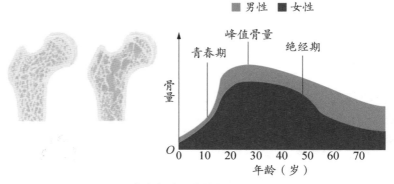

生命各阶段中的骨量变化

骨质疏松的三个"静悄悄"

1. 患者知晓率低，静悄悄地被骨质疏松盯上

　　骨质疏松知晓率低，20 岁以上人群骨质疏松知晓率为 11.7%，其中，男性为 10.5%，女性为 13%。农村地区骨质疏松知晓率为 8.1%，城市地区骨质疏松知晓率为 17.8%。

2. 临床症状不明显，骨质疏松往往静悄悄地"放冷枪"

　　随着机体的衰老、激素的变化，成骨细胞促进新骨形成的能力逐渐减弱，消灭旧骨的破骨细胞能力相对增强，骨骼的分解速率超过生成速率，导致骨质丢失。骨质丢失的过程是个缓慢且不易察觉的过程。骨质疏松症很少有痛觉症状表现，即使有也不是特别明显，只有当骨量丢失 12% 以上时，才会出现腰肌酸软、腰背疼痛、跟骨疼痛、长管骨隐痛、乏力畸形等症状，在临床上很容易被忽视。

3.骨质疏松性骨折的发生静悄悄

骨质疏松性部分椎体最初发生压缩性骨折时只是表现为身高变矮，并未对患者的日常生活造成影响，因此患者就诊意愿不高，长期就诊依从性差。大部分居民在骨质疏松初期未采取及时的防控措施，而往往在出现疼痛、脊柱变形和骨折等严重并发症后才到医院就诊，经X线或骨密度检查时才发现已有骨质疏松，延误了骨质疏松症防治的有利时机。

小知识

骨量高峰与骨丢失速度

从个体出生到20岁时，骨量随着年龄的增长而持续增长，在30岁左右达到一生之中的高峰。达到峰值骨量后，有10年会维持骨量和骨密度相对稳定。此后会出现骨流失，男性以每年0.3%的速率逐渐减少，女性以每年0.5%的速率开始减少。但女性绝经后，骨量丢失加快，每年2%~3%，其中松质骨高达8%，皮质骨为0.5%，维持6~10年。骨量显著减少的年龄男性在64岁左右，女性在49岁左右。这种骨量流失随年龄的增长而逐步上升，导致骨小梁数目降低。

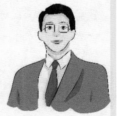

划重点

人的骨量在30岁左右达到高峰，峰值骨量一般维持10年左右。

第三节　派别如林——骨质疏松的分类

骨质疏松家族前来报到集合啦！

原发性骨质疏松前来报到！我是生理性退行性病变，又叫老年性骨质疏松，发病原因主要是：① 因为中老年性激素分泌减少，包括女性绝经期后雌激素水平下降和男性性功能相关激素下降导致骨量减少；② 因为随着年龄的增长，人体内调节该代谢的激素分泌失调，导致骨代谢紊乱引发的骨量减少。

继发性骨质疏松报到！我是其他疾病、药物、生活习惯等引起的骨质疏松。我们家族很庞大，据研究报道，临床上我引起的骨质疏松占比很高呢！失用性骨质疏松就属继发性骨质疏松，与缺乏运动密切相关。当出现瘫痪卧床、肢体固定而活动功能受限及失重状态下（如宇航员），最容易出现失用性骨质疏松。老年人长期使用糖皮质激素、抗癫痫药、抗凝药、强效利尿剂等易引起药源性骨质疏松。饮食习惯引起的钙缺乏性骨质疏松占继发性骨质疏松的1/3左右。

原发性骨质疏松根据骨流失速度特点分为Ⅰ型和Ⅱ型骨质疏松。

Ⅰ型，高转换型，骨重丢失快，每年丢失2.1%～2.3%，主要是绝经后骨质疏松和失用性骨质疏松。

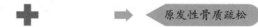

➕ ➡ 原发性骨质疏松

Ⅱ型，低转换型，65岁以上女性和70岁以上男性较易出现，每年丢失0.8%～1.0%。

小知识

骨量高峰与骨丢失速度

Ⅰ型骨质疏松主要发生于50～70岁，甚至更早，男女性别比在1:6左右，骨量流失主要在松质骨，丢失速率高于Ⅱ型骨质疏松。骨折部位表现为椎体压缩性骨折、远端桡骨骨折和髋部骨折，甲状旁腺激素表现为水平降低、钙吸收减少，25羟维生素D_3表现为继发性减少，主要因为绝经、失用性和药物引起。

Ⅱ型骨质疏松主要发生在女性65岁、男性70岁以后，男女性别比为1:2，骨量丢失表现为松质骨和皮质骨同时丢失，丢失速度小于Ⅰ型骨质疏松，骨折部位椎体呈多个楔状病变、甲状旁腺激素水平升高、钙吸收降低较多，25羟维生素D_3表现为原发性降低，主要因为年龄老化导致的各种钙磷代谢调节激素水平发生改变引起的骨流失。

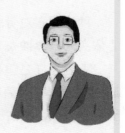

划重点

高转换型骨质疏松和低转换型骨质疏松的区别不仅在于流失速度不同，丢失部位也不同，甲状旁腺激素水平改变也不同。

第四节　骨质疏松的危险因素有哪些

影响骨质疏松的因素包括可控因素和不可控因素。防治骨质疏松需要做到改变可控因素，降低骨质疏松的发病风险因素。

一、影响骨质疏松的不可控因素

可控因素	不可控因素
■ 营养状况	■ 人种
■ 运动状况	■ 遗传
■ 生活方式	■ 性别
■ 疾病因素	■ 年龄
■ 药物因素	

1. 种族因素

种族因素对骨量有重要影响，国际上普遍认为骨密度的大小依次为：黑种人 > 黄种人 > 白种人。

即使同样是黄种人，不同民族的人骨密度也有显著差异，居住在新疆的哈萨克族人骨密度大于维吾尔族人，维吾尔族人大于汉族人。蒙古族人的骨密度也大于汉族人。

2. 性别因素

无论是白种人、黑种人还是黄种人，女性的骨密度均显著低于男性，且在绝经期后这种差异加大。此外，女性骨密度受月经初潮年龄、绝经年龄、哺乳时间、孕育次数的影响较大。

女性骨质疏松是受哺乳、孕育次数影响的。

3. 年龄因素

骨质疏松是一种增龄性疾病。人类骨量随年龄的增长大体分为 6 个时期：出生到 20 岁为骨量增长期，20~30 岁为骨量缓慢增长期，30~40 岁为骨量相对稳定期，女性 40~49 岁、男性 40~64 岁为骨量丢失前期，女性绝经后 1~10 年为骨量快速丢失期，该期维持 5~10 年，65 岁以后为骨量缓慢丢失期。

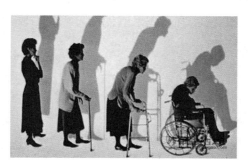

4. 遗传因素

遗传因素在骨质疏松发病机制中发挥了重要作用。遗传因素影响骨超声特性、股骨颈几何结构、肌肉强度、骨量丢失状况和体重指数。一般情况下，父母发生过髋部骨折，子女患骨质疏松的概率较高。影响骨密度的基因包括维生素 D 受体基因、雌激素受体基因、Ⅰ型胶原基因、低密度脂蛋白受体相关蛋白 5 基因、骨硬化素基因、生物钟系统基因等。

> 糟糕，我爸妈都有髋部骨折史，我患骨质疏松的概率大。

二、影响骨质疏松的可控因素

1. 饮食因素

饮食在骨质疏松发生发展中具有重要因素。与骨关系最密切的营养因素包括钙、钠、镁、磷、维生素 D、蛋白质及其他微量元素。

人体 99% 的钙存在于骨骼中，高钙饮食可以提高骨量，降低骨丢失。钙日均摄入量为 1000mg 时，全身骨密度增加最高。高钠饮食易引发钙流失，口味较重的人要重视钙补充，防止体内盐代谢导致的钙流失。充足的钙营养和蛋白质摄入是维持骨骼健康的重要保障。

> 预防骨质疏松补钙的同时，
> 千万别忘记补充蛋白质啊！

2. 疾病因素

（1）内分泌疾病，包括糖尿病、甲状腺功能亢进、原发性甲状旁腺功能亢进、垂体前叶功能减退症、性腺功能减退症、库欣综合征、神经性厌食、雄激素抵抗综合征、高钙尿症等。

（2）风湿免疫性疾病，包括类风湿关节炎、系统性红斑狼疮、强直性脊柱炎、其他风湿免疫性疾病等。

（3）消化系统疾病，包括炎症性肠病、吸收不良、慢性肝病、胃肠道旁路或其他手术、胰腺疾病、乳糜泻等。

（4）神经肌肉疾病，包括癫痫、阿尔茨海默病、帕金森病、多发性硬化症、脑卒中、脊髓损伤、肌萎缩等。

（5）血液系统疾病，包括多发性骨髓瘤、淋巴瘤、白血病、单克隆免疫球蛋白病、血友病、镰状细胞贫血、系统性肥大细胞增多症、珠蛋白生成障碍性贫血等。

（6）其他疾病，包括中度至重度慢性肾脏病、哮喘、慢性代谢性酸中毒、慢性阻塞性肺疾病、器官移植后、充血性心力衰竭、抑郁、获得性免疫缺陷综合征、淀粉样变、睡眠障碍等。

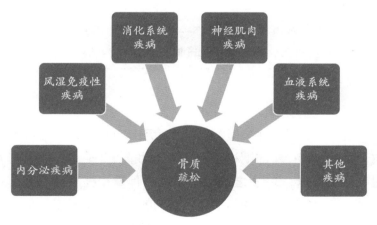

骨质疏松的"亲戚"可真多啊！

3. 药物因素

以下这些药物容易引起骨流失，导致骨质疏松的发生。

（1）糖皮质激素类药物：泼尼松、地塞米松、氢化可的松等，主要用于抗炎、抗过敏、抑制变态反应。主要是刺激破骨细胞活化，使骨吸收作用增强。

（2）抗癫痫药：苯巴比妥、苯妥英钠，可导致维生素 D 分解代谢加速以及影响钙吸收。

（3）抗凝剂：如肝素，可降低骨胶原的合成，导致骨质疏松。

（4）其他：乳腺癌和前列腺癌的化疗药、质子泵抑制剂、噻唑烷二酮类增敏剂、芳香化酶抑制剂、铝剂（抑酸剂）、甲状腺激素、环孢霉素 A、选择性 5 羟色胺再摄取抑制剂等。

❗用药提醒

（1）乳腺癌和前列腺癌化疗后注意预防骨质疏松。

（2）精神类药物影响骨吸收，青少年抗癫痫治疗时特别要注意。

（3）糖皮质激素如泼尼松、地塞米松、氢化可的松等，短期大剂量应用及长期应用于抗炎时，千万别忽视对骨骼的影响。

4. 生活方式

（1）运动因素。

运动年龄、运动类型、运动负荷和运动的时间与频率都影响骨密度。青少年时期科学合理的运动能促进骨骼生长，有效提高峰值骨量。30 岁之前运动可增加骨量和提高骨密度，30 岁之后运动须防骨丢失。具有爆发力的跳跃型运动更能促进骨密度增加。太极拳和篮球运动均能有效减少骨丢失。适当的负荷运动有利于骨量提升。每周运动次数低于 3 次，运动效果不佳。每周运动次数以 3~5 次较好。引起骨量显著增加要持续运动一年以上。

爱心提醒：如何运动有学问，30 岁之前运动可增加骨储备量，30 岁后运动须防骨丢失。

（2）吸烟。

每天吸烟超过 20 支，25~30 年后骨量下降 8%~10%。主要是烟碱刺激破骨细胞活性，且降低血清雌激素和去氢表雄酮水平。电子烟同样影响骨密度。

爱心提醒：吸烟易引发骨质疏松，电子烟也同样有危害哦！

（3）咖啡。

咖啡因的摄入量与骨量有负相关性，可造成骨量减少，骨折频率增加。咖啡可以使尿钙排泄增加，过多饮用咖啡可致体内钙负平衡。每日钙摄入低于 800 mg 且每日咖啡因摄入 450 mg 以上时骨量丢失较快。

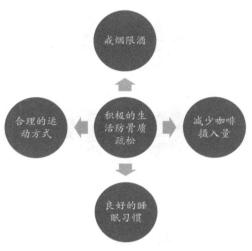

骨质疏松症预防四重奏

小知识

骨质疏松的防治关键是找出可控因素

　　骨质疏松受人种、遗传、性别、年龄、运动、营养状况、疾病状况、药物、不良生活习惯等影响。预防骨质疏松的关键是改变可控因素，关注营养不平衡、引起继发性骨质疏松的疾病、吸烟、酗酒、过量摄入咖啡、运动过少、心理状态不佳等问题，做到戒烟限酒、科学运动、积极治疗可能引起骨质疏松的疾病、早期针对引起骨质疏松药物实施干预措施。青少年时期通过饮食和运动可提高峰值骨量，中老年时期通过饮食和运动可降低骨流失。

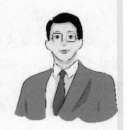

划重点

　　科学运动和饮食，提高峰值骨量，降低骨流失速度，有助于预防骨质疏松。

第五节　骨质疏松对心理健康和生活质量的影响有哪些

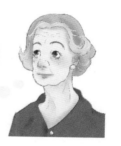

　　唉，老了，不中用了，这骨质疏松导致的骨折真痛苦，不仅帮不上孩子的忙，坐轮椅躺床上还得让子女照顾，给孩子、给社会添麻烦！

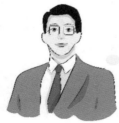

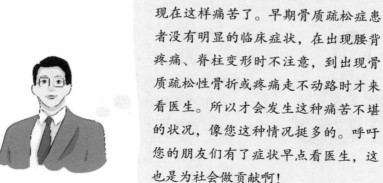

　　老人家，您可不能这么想。您年轻时为家庭、为社会做贡献，所以家人和社会有照护您的责任和义务。如果您早期发现、早期干预，就不会像现在这样痛苦了。早期骨质疏松症患者没有明显的临床症状，在出现腰背疼痛、脊柱变形时不注意，到出现骨质疏松性骨折或疼痛走不动路时才来看医生。所以才会发生这种痛苦不堪的状况，像您这种情况挺多的。呼吁您的朋友们有了症状早点看医生，这也是为社会做贡献啊！

疼痛：可表现为腰背疼痛或全身骨痛，夜间或负重活动时加重，可伴有肌肉痉挛、活动受限等。

脊柱变形：严重骨质疏松症患者，因椎体压缩性骨折，可出现身高变矮或脊柱畸形等，可导致脊髓神经受压；或心肺功能、腹部脏器功能异常，出现便秘、腹痛、腹胀、食欲减退等不适。

骨折：骨质疏松性骨折属于脆性骨折，通常指在日常生活中或受到轻微外力时发生的骨折。骨折发生的常见部位为椎体（胸椎、腰椎），髋部（股骨近端），前臂远端和肱骨近端等。骨质疏松性骨折发生后，再骨折的风险显著增高，以至于"一折再折、折折不休"。骨质疏松性骨折患者多为老年群体，其自身多合并多种基础疾病，生理功能较差，加之术后骨折愈合时间较长，且骨愈合期间可能会伴有关节疼痛症状，从而会影响其躯体健康，降低生活质量。

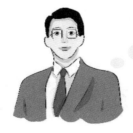

对心理健康及生活质量的影响：因为骨质疏松出现的一些身体状况改变，患者可出现焦虑、抑郁、恐惧、自信心丧失及自主生活能力下降等。多数患者在发生骨质疏松后容易产生焦虑及抑郁心理，甚至导致患者放弃继续治疗，选择回到家庭休养，部分患者对养护方法了解不足，以错误的方法或者一些民间土方子进行治疗，导致病情持续加重。

围绝经期女性：围绝经期是女性重要的生理时期，此时机体的卵巢功能衰弱、雌激素水平降低，临床常表现为盗汗、潮热、注意力不集中和烦躁不安等症状，严重影响患者的正常工作和生活。流行病学调查显示，围绝经期女性多伴有不同程度的焦虑、抑郁等负性心理状态。围绝经期骨质疏松的病程越长，患者遭受的症状困扰就越严重，更易出现抑郁、焦虑等不良情绪。

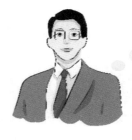

谢谢洪医生，我心里舒服多了，这事我的确可以推着轮椅现身说法，让身边的老朋友们关注一下，免得跟我一样，不但花钱还痛苦。

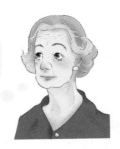

第六节　骨质疏松为什么是家庭和社会的沉重负担

洪医生，我想了解骨质疏松危害的详细情况，这样我也可以说服周边的老年朋友跟我一起宣传。

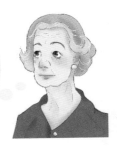

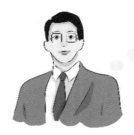

您是想了解这个社会上到底有多少骨质疏松患者以及骨质疏松患者对社会的影响有多大吧？我来给您普及一下骨质疏松患者的发病率以及在这方面的经济支出情况。

随着我国人口老龄化加剧，老龄人口增加，骨质疏松症的患病率快速攀升，已成为重要的公共健康问题。第七次全国人口普查显示：我国 60 岁以上人口为 2.64 亿（约占总人口的 18.7%），65 岁以上人口超过 1.9 亿（约占总人口的 13.5%），我国也是全球老年人口最多的国家。老年人口的增加，大大增加了发病人群的数量，主要表现在以下几个方面。

骨质疏松发病率高：全国骨质疏松症流行病学调查显示，50 岁以上人群骨质疏松症患病率为 19.2%，其中女性为 32.1%，男性为 6.9%；65 岁以上人群骨质疏松症患病率为 32.0%，其中女性为 51.6%，男性为 10.7%。根据以上流行病学资料估算，目前我国骨质疏松症患病人数约为 9 000 万，其中女性约 7 000 万。

致残率、致死率高：整体而言，随着我国人口老龄化的加重，骨质疏松性骨折的发生率仍处于急速增长期。骨质疏松性骨折的危害巨大，是老年患者致残和致死的主要原因之一。发生髋部骨折后 1 年内，20% 患者可能死于各种并发症；约 50% 患者致残，生活质量明显下降。

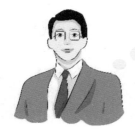

知晓率低：尽管我国骨质疏松症的患病率高，但公众对骨质疏松症的知晓率及诊断率仍然很低，分别仅为 7.4% 和 6.4%；甚至在脆性骨折发生后，骨质疏松症的治疗率也仅为 30%。因此，我国骨质疏松症的防治面临患病率高，但知晓率、诊断率、治疗率低（"一高三低"）的严峻挑战；同时，我国骨质疏松症诊疗水平在地区间和城乡间尚存在明显差异。

易发骨折，危害巨大：骨质疏松性骨折（或称脆性骨折）是指受到轻微创伤（相当于从站立高度或更低的高度跌倒）即发生的骨折，是骨质疏松症的严重后果。骨质疏松性骨折的常见部位包括椎体、前臂远端、髋部、肱骨近端和骨盆等，其中椎体骨折最为常见。

医疗支出增加：据相关研究估计，我国主要骨质疏松性骨折（腕部、椎体和髋部）的病例到 2035 年约为 483 万例次，到 2050 年约达 599 万例次。而且，骨质疏松症及骨折的医疗和护理，还会造成沉重的家庭和社会负担。预计至 2035 年，我国用于主要骨质疏松性骨折（腕部、椎体和髋部）的医疗费用将达 1 320 亿元；而至 2050 年，该部分医疗支出将攀升至 1 630 亿元。

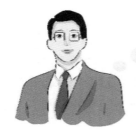

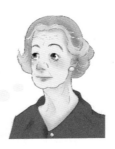

我明白了，洪医生，再次谢谢您让我有更多的信心，找到了更多的存在价值。我回家后立刻组织老年朋友们成立骨质疏松防治行动小组，拯救老人骨骼健康，我们还是很有价值的。

第七节　您是骨质疏松高危人群吗？

别认为骨质疏松离我们很远，看一下某地区 50 岁以上人群的骨质疏松的患病率数据。

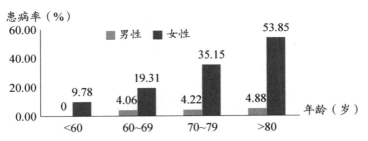

某地区 50 岁以上的人群的骨质疏松调查结果

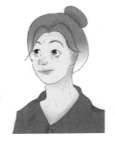

呀！咱们老年女性骨质疏松的患病率还真挺高的，60 岁以下的 10 个人里有 1 个，60 ~ 69 岁 5 个人里有 1 个，70 ~ 79 岁 3 个人里有 1 个，80 岁以上的 2 个人里有 1 个，赶紧带我妈去医院检查去。

怎样才能知道自己是否为
骨质疏松高危人群?

两个自评工具供您参考

工具一：OSTA 指数

OSTA 指数 =[体重（千克）—年龄]×0.2，这个工具对于体重指数 $24kg/m^2$ 以下的人群的筛查效果比较好，对于肥胖人群筛查效果较弱。评分大于 −1 为低风险，评分在 −1 ～ −4 之间为中风险，评分小于 −4 为高风险。

只需要把体重和年龄填进去，就可以知道风险高不高了。但要注意，这个不适合肥胖人群哦！肥胖人群要用其他方法。

只需要填写体重、年龄就行   不适合肥胖人群

Osta 工具优缺点

工具二：IOF 骨质疏松风险一分钟测试题

（1）是否因为轻微碰撞或跌倒就伤到骨骼？

（2）父母是否发生过脆性骨折？

（3）是否连续 3 个月以上服用可的松、泼尼松等激素类药品？

（4）身高是否比年轻时矮了超过 3 厘米以上？

（5）是否大量饮酒（每天饮白酒平均超过 50 ml）？

（6）每天吸烟是否超过 20 支？

（7）是否经常腹泻（每周超过 1 次）？

（8）女士问题：您是否在 45 岁之前绝经？

（9）女士问题：您是否已经连续超过 12 个月没有月经（怀孕、哺乳除外）？

（10）男士问题：您是否患有阳痿或者有缺乏性欲的症状？

如果以上题目中有一项回答为"是"，则属于高风险人群，建议及早测定骨密度及就诊。这个工具胖瘦人群都适用哦！

小知识

骨质疏松自测工具

OSTA 指数和 IOF 骨质疏松风险一分钟测试题是骨质疏松高危因素较为常用的评测工具。自测为高风险后，建议及时到医院进行 DXA 骨密度测定确诊。两个工具只要任何一个工具测定出高风险，都可以认为为高风险人群。

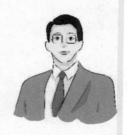

划重点

自测为高危风险后，请一定要积极到医院进行骨密度测定确诊，以防错过最佳干预时机。

第八节 骨质疏松不是老年人的"专属病"，年轻人也要警惕骨量丢失

骨质疏松是老年人的"专属病"，我们都是年轻人，怎么可能会骨质疏松呢？所以年轻人不需要关注骨骼健康。

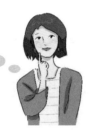

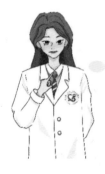

这种观点是错误的哦！年轻人也要重视骨量丢失！青年期（22～50岁）是骨从发育成熟到达到骨量峰值并维持的关键时段。男性32岁、女性28岁时骨密度最高。若能在幼年时期提高骨量，青年时期获得并长时间维持个体峰值骨量，中老年时期注意减少骨丢失，将极大地减少中老年骨质疏松的发生和发展。

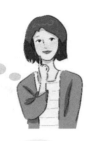

噢，原来如此。青年时期的骨量也如此重要！那我们青年朋友如何才能保持骨骼健康，预防骨质疏松呢？

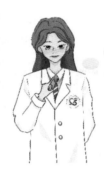

首先，要从青少年期就加强运动、保证足够的钙质摄入。其次，要改正不良嗜好，同时积极治疗各种疾病，尤其是慢性消耗性疾病与营养不良、吸收不良等。再者，要避免长期使用影响骨代谢的药物，减少今后发生骨质疏松的风险。

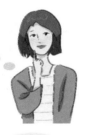

青年人的哪些生活习惯和不良嗜好会影响骨骼健康呢？

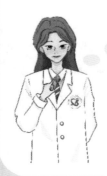

熬夜、挑食、经常饮用碳酸饮料、摄盐过多、吸烟、酗酒、运动少等不良生活习惯及嗜好都会影响骨骼健康，生活中要尽量避免。

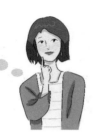

知道啦！关注骨骼健康，从青年人做起！

小知识

青年人也要重视骨骼健康

年轻时期打下良好的骨量基础，能够减少老年时骨质疏松的发生概率。同时，青年人要改变熬夜、吸烟、喝酒、大量饮用碳酸饮料等不良习惯，增强运动锻炼。

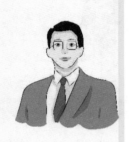

第九节 骨质疏松如何预警

骨质疏松离我们很远，平时几乎关注不到，出现哪些身体信号提醒我们要关注骨骼健康？

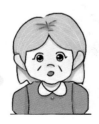

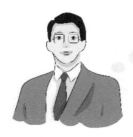

有长期不良生活习惯的人群，例如经常性熬夜、每日饮用白酒超过 50 ml、长期吸烟等，都提示要尽早关注骨质疏松的发生。

这些生活习惯越来越普遍，以前以为只是对心血管系统有巨大的危害，没想到对骨骼健康也有这么大的害处。

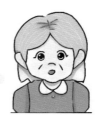

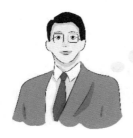

除此之外，白种人以及亚洲人群、天生偏瘦或骨架较小的人群、女性月经紊乱或闭经早，以及年龄在 50 周岁以上的人群，都要关注骨质疏松。

看来我们亚洲人，尤其是绝经的、50 岁以上的女性朋友，要及时关注自己的骨量健康。

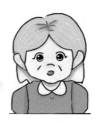

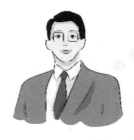

同时，如果近两年发生过一次以上骨折或者发生过异常严重的骨折的人，一定要及时关注自己的骨骼状况，经常性骨折的发生提示骨脆性增加，很可能已经发生骨质疏松。

是的，如果已经发生骨折了，那就说明骨骼质量已经很差了，一定要引起重视。

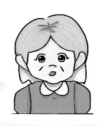

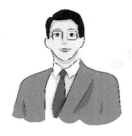

是的。另外，慢性疾病如糖尿病、肝病、慢性肾病等也都是骨质疏松的预警信号。同时，长期服用某些药物，例如肾上腺皮质素类药物会扰乱激素水平，导致骨骼中钙、维生素 D 等营养物质流失。甲状腺素和抗抑郁药也容易导致骨质流失。服用这些药物时，务必高度关注骨密度的变化情况。

原来骨质疏松有这么多的预警信号，生活中发现这些信号一定要及时去医院进行骨密度筛查，及时关注骨骼健康。

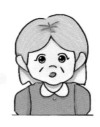

小知识

骨质疏松的预警信号

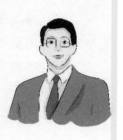

不良的生活习惯、过早绝经、身材偏瘦、长期患有慢性病、服用激素类药物等都是骨质疏松的危险信号，生活中发现这些预警信号时，一定要及时进行骨密度检测，关注骨骼健康，从现在做起。

第十节　学会自我识别骨质疏松的典型症状

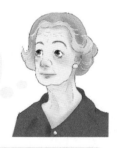

骨质疏松有如此多的危害，那么如果我们发生了骨质疏松，身体会出现哪些具体症状呢？

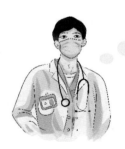

第一个典型症状，也是发生骨质疏松时最常见的一种症状就是疼痛。这种情况在疾病的发生中比较常见，以腰背痛多见，占疼痛患者中的70%~80%。疼痛沿脊柱向两侧扩散，仰卧或坐位时疼痛减轻，直立时后伸，或久立、久坐时疼痛加剧，日间疼痛轻，夜间和清晨醒来时加重，弯腰、肌肉运动、咳嗽、大便用力时加重。一般骨量丢失12%以上时即可出现骨痛。

原来骨质疏松也不是"悄无声息"的。没想到疼痛是骨质疏松最常见的症状，所以经常感觉"全身疼痛"但又找不到原因的老年朋友，需要确认自己是否患有骨质疏松了。

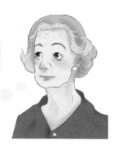

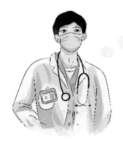

第二个典型症状是驼背。在发生骨质疏松的时候，其实除了有疼痛的感觉之外，还可能会出现驼背。驼背多在疼痛后出现，脊椎椎体前部多由松质骨组成，而且此部位是身体的支柱，负重量大，尤其第 11、12 胸椎及第 3 腰椎，负荷量更大，容易压缩变形，使脊椎前倾、背曲加剧，形成驼背。随着年龄增长，骨质疏松加重，驼背曲度加大。每个人有 24 节椎体，正常人每一椎体高度为 2 cm 左右，老年人骨质疏松时椎体压缩，每椎体缩短 2 mm 左右，身长平均缩短 3 cm ~ 6 cm。

驼背应该是最直观的骨质疏松症状了，千万不要以为年纪大了就会驼背，及早关注骨骼健康能预防驼背哦！

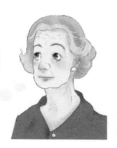

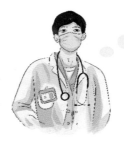

第三个典型症状是骨折。在发生骨折的时候，很多人都没有发觉是因为发生了骨质疏松，其实这是退行性骨质疏松最常见和最严重的并发症。

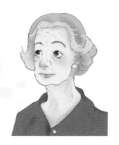

进展到骨折的地步就为时已晚了，还是应该尽早进行干预！

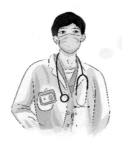

第四个典型症状是呼吸功能下降。胸、腰椎压缩性骨折，脊椎后弯，胸廓畸形，可使肺活量和最大换气量显著减少，患者往往可出现胸闷、气短、呼吸困难等症状。

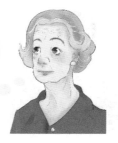

原来骨质疏松还会影响呼吸。呼吸受限会严重影响生活质量，我们还是要尽早干预，千万不要等到呼吸困难才发现是骨质疏松的原因。

小知识

骨质疏松对心理状态及生活质量的影响

骨质疏松症及其相关骨折对患者心理状态的危害常被忽略，主要的心理异常包括恐惧、焦虑、抑郁、自信心丧失等。患者的自主生活能力下降，骨折后缺少与外界接触和交流，均会导致巨大的心理负担。

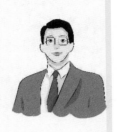

第十一节　骨质疏松与跌倒

老年人经常会发生跌倒，跌倒和骨质疏松之间有关系吗？

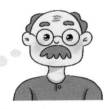

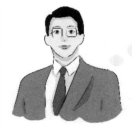

老年人容易跌倒的主要原因是肌肉减少以及神经系统控制能力下降，这使得老年人步伐速度慢、步幅短、抬不高，从而行不稳、易跌倒。老年人除了骨量流失，肌肉也在不断退化。人类 25~35 岁肌肉就开始退化，中年之后退化速度加快，而且上肢比下肢退化得更快。到 80 岁的时候，大多数人损失了30% 的肌肉。肌肉退化导致老年人在失去平衡的情况下，难以马上通过不同肌群间的协调来找到新的身体平衡，从而导致跌倒。

跌倒如果再加上骨质疏松，是不是特别容易发生骨折？

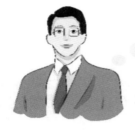

根据相关调查显示：95% 以上的髋部骨折由跌倒引起，这意味着不跌倒就可以避免 95% 以上髋部骨折的发生。

那么预防老年人跌倒有什么秘诀吗？

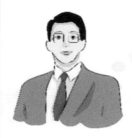

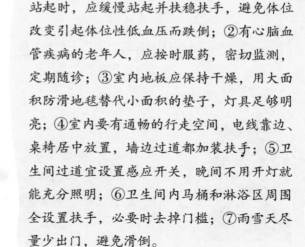

防止老年人跌倒有以下秘诀：①久坐后站起时，应缓慢站起并扶稳扶手，避免体位改变引起体位性低血压而跌倒；②有心脑血管疾病的老年人，应按时服药，密切监测，定期随诊；③室内地板应保持干燥，用大面积防滑地毯替代小面积的垫子，灯具足够明亮；④室内要有通畅的行走空间，电线靠边、桌椅居中放置，墙边过道都加装扶手；⑤卫生间过道宜设置感应开关，晚间不用开灯就能充分照明；⑥卫生间内马桶和淋浴区周围全设置扶手，必要时去掉门槛；⑦雨雪天尽量少出门，避免滑倒。

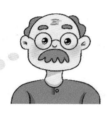

如果老年人发生了跌倒该怎么办呢?

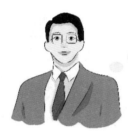

　　如果老年人不慎发生摔倒,疼痛无法站立,不要惊慌,家人应尽己所能在第一时间作出正确判断:如果怀疑骨折,尽量不要搬动疼痛的肢体,应立即拨打 120 求救,就近去医院向医生求救。因为老年人发生骨折,如果处理不当,往往会造成严重的后果。

第十二节　髋部骨折——"人生中的最后一次骨折"

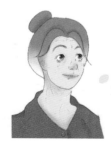

　　为什么髋部骨折被称为"人生中的最后一次骨折"?

髋部骨折后果最为严重，有20%的患者在骨折后1年内因并发症死亡，患者即便有幸生存超过1年，也会造成30%的人终身残疾，40%的人不能独立行走，80%的人至少有一项日常活动不能独立完成。髋关节骨折后的1年病死率：女性为20%，男性为33%。这些数字远高于ST段升高型心梗的1年病死率（7%~11%）。所以，髋关节脆性骨折是一个特别严重的健康问题。

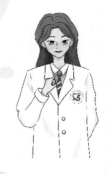

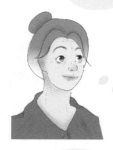

目前髋部骨折的治疗方式主要有哪些？

根据骨折部位、严重程度、患者年龄选择合适的治疗方式，患者通常可采取保守治疗或手术治疗。手术治疗包括内固定治疗和人工关节置换术。

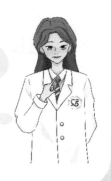

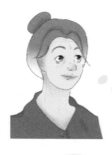

老人发生髋部骨折到底是静养好，还是做手术好？

卧床静养会有一些健康隐患，髋部骨折与其他部位骨折最大的不同是，髋部骨骼所构成的髋关节是身体的主要承重关节，在骨折发生后，大腿活动时肌肉收缩力和外旋力会导致骨折端不稳定，常引起剧烈疼痛，患者基本上只能卧床，疼痛才能减轻。在骨折复位良好的情况下，卧床静养的时间在两三个月甚至更长。然而长期卧床会有肺部感染、血栓、压疮等问题引发重症感染，最终导致死亡。

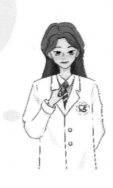

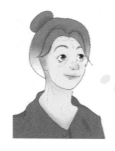

老人发生髋部骨折需要立刻手术吗？选择什么样的手术比较好？

目前，髋部骨折在 48 小时内手术是现阶段的普遍共识，且入院后手术每延迟 10 小时，术后 1 年内死亡率增加 5%。老人因为骨折导致疼痛，身体处于应激状态，对身体各方面的功能冲击比较大，每迟一天手术，老人的身体功能下降的程度都会加重，即使做了手术，也会影响患肢的功能恢复，甚至降低患者将来的生活质量，缩短生存时间。老年人发生髋部骨折后及时手术并通过快速康复早期离床活动，可明显减少和避免如栓塞、肺炎、褥疮、泌尿系统感染等并发症的发生，尽早恢复患者的行走功能。

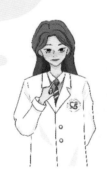

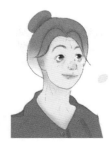

老人在髋部骨折术后如何康复？

髋部骨折术后应尽早介入康复治疗，从术后第一天开始介入专业康复训练，有助于患者恢复肢体功能、提高生活自理能力，减少骨折并发症的发生。术后切记不要一直卧床，可以在患者能够忍受的疼痛范围内进行肢体活动、体位变换，加强肌肉力量，改善髋部稳定性，为以后下地负重行走打好基础，早日恢复自理能力。必要时可采用、药物注射或物理疗法等方法进行疼痛的干预。

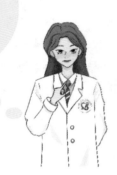

小知识

老年髋部骨折术后康复

应进行早期康复，目的是维持关节活动度、防止肌肉萎缩、减少水肿与并发症、尽快恢复自我独立、尽快恢复行走能力。

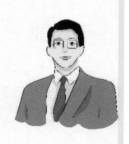

第二章

骨质疏松的诊断——骨质疏松是怎样造成的

第一节　骨质疏松的诊断标准

洪医生您好，前几天我们社区有"科普进社区"活动，筛查的医生说我有骨质疏松，所以我今天来看看自己的骨质到底怎么样？骨质疏松是怎么诊断出来的？

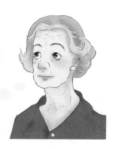

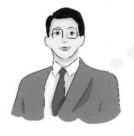

您好，目前我们骨质疏松症的诊断结果是基于详细的病史采集、体格检查、骨折风险评价、骨密度测量，以及影像学和实验室检查。骨质疏松症的诊断标准是基于 DXA 骨密度和（或）脆性骨折。待我详细为您讲述。

病史采集主要包括患者的性别、年龄、体重、身高、身高变化、生活方式以及是否有骨质疏松的家族史、遗传史。

影像学检查包括：X 线、CT、MRI、QCT、QUS、TBS、DXA，其中诊断以 DXA 作为"金标准"。

骨质疏松症风险评估工具主要包括：IOF 骨质疏松风险一分钟测试题、OSTA 指数以及骨质疏松骨折风险评估工具（FRAX）评分。

基于骨密度的诊断 DXA 骨密度是目前通用的骨质疏松症诊断依据。

$-1 < T$，骨量正常；$-2.5 < T < -1$，骨量减少；

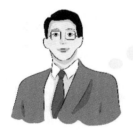

$T \leqslant -2.5$，骨质疏松。而且当有髋部或椎体脆性骨折出现，骨密度测定显示骨量减少（$-2.5 < T < -1$），就可诊断为骨质疏松症。

小知识

骨质疏松的诊断标准

（1）对于绝经后女性、50 岁及以上男性，建议参照 WHO 推荐的诊断标准。DXA 测量的骨密度通常需要转换为 T 值（T-score）用于诊断，T 值 =（骨密度的实测值 - 同种族、同性别正常青年人峰值骨密度）/ 同种族、同性别正常青年人峰值骨密度的标准差。推荐使用骨密度 DXA 测量的中轴骨（腰椎 1 ~ 4、股骨颈或全髋部）骨密度或桡骨远端 1/3 骨密度的 T 值≤ -2.5 为骨质疏松症的诊断标准。

（2）病史采集还包含影响骨代谢的服药史，包括糖皮质激素、质子泵抑制剂、抗癫痫药物、芳香化酶抑制剂、促性腺激素释放激素类似物、抗病毒药物、噻唑烷二酮类药物和过量甲状腺激素等。询问是否有影响骨代谢的疾病，如性腺功能减退症、糖尿病、甲状腺功能亢进症等多种内分泌系统疾病，风湿免疫性疾病，胃肠道疾病，血液系统疾病，神经肌肉疾病，慢性肝肾及心肺疾病等。

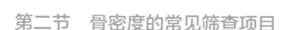

第二节　骨密度的常见筛查项目

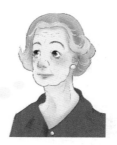

　　谢谢您，洪医生，听了您的解释，觉得懂了一点。那么患者通过什么方式筛查和检查，才能知道自己是否有骨质疏松，以及进展的程度和用药之后的效果呢？

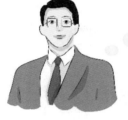

　　根据您之前说的社区筛查，我初步判定是超声骨密度（QUS），这是我们最常见的筛查方法。QUS 测量的主要是感兴趣区（包括软组织、骨组织、骨髓组织）结构对声波的反射和吸收所造成超声信号的衰减结果，通常测量部位为跟骨。检测设备具有便携性且无辐射的特点，可用于骨质疏松风险人群的筛查和骨质疏松性骨折的风险评估，但不能用于骨质疏松症的诊断和药物疗效评估。对于 QUS 筛查出的高危人群，建议进一步行双能 X 线吸收法（DXA）检查骨密度。

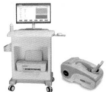
跟骨骨密度仪

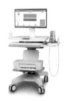
桡骨骨密度仪

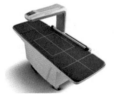
全身骨密度仪

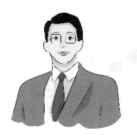

　　除此之外，还有其他的一些检查方法，比如刚刚讲到的检查"金标准"—DXA，但是因为机器比较大，又比较昂贵，不太适合到处搬运，只能让患者到医院或者社区医院进行检查。其他还有一些影像学的检查，包括 X 线、CT、MRI、QCT、TBS 都可以作为辅助的检查方法。

基本实验室检查包含血常规、尿常规、肝肾功能、血清蛋白电泳、血钙、25 羟维生素 D_3、血磷、尿钙、尿钠。用来评价身体基础情况以及骨质代谢情况。

骨转换指标包含骨特异性碱性磷酸酶、骨钙素、I 型原胶原 C- 端前肽 / I 型原胶原 N- 端前肽、空腹 2 h 尿钙 / 肌酐比值、抗酒石酸酸性磷酸酶、血清 / 尿 I 型胶原 C- 末端肽交联、尿 I 型胶原 N- 末端肽交联。用来动态监测骨代谢的变化和治疗后的效果追踪。

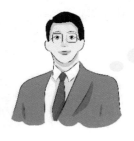

鉴别诊断检查项目包含红细胞沉降率、C- 反应蛋白、性激素六项、1, 25 二羟基维生素 D_3、甲状旁腺激素、甲状腺功能、尿游离皮质醇、血气分析、尿本周蛋白、血尿轻链。

小知识

骨密度筛查项目

（１）基本实验室检查包含的项目主要用于疾病的相关重要指标初步检查以及检测，做用药前的准备以及动态监测疾病的治疗效果。

（2）骨转换生化标志物（BTMs），又叫骨代谢生化标志物，不能用于骨质疏松症的诊断，但在多种骨骼疾病的鉴别诊断、判断骨转换类型、骨折风险预测、监测治疗依从性及药物疗效评估等多个方面发挥重要作用，原发性骨质疏松症患者的骨转换标志物水平通常正常或轻度升高。如果 BTMs 水平显著升高，需排除高转换型继发性骨质疏松症或其他代谢性骨病的可能性，如甲状旁腺功能亢进症、畸形性骨炎及恶性肿瘤骨转移等。

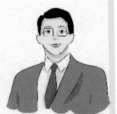

（3）鉴别诊断的项目主要鉴别其他疾病所导致的电解质紊乱以及骨转换标志物的异常。

第三节　如何看懂骨密度检查报告

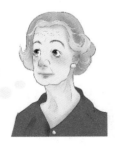

　　洪医生，刚刚听您一直说骨密度检测，那么这个报告要怎么看呢？

这个您是真的问到了重点。其实这些报告最好还是交给医生看，再对您进行详细讲解。骨密度报告上会包含检测的部位以及各部位的检测数值。通常选择的检测部位是腰椎、髋部或者前臂。骨密度的检查结果与仪器的精准度以及仪器校准规范相关，如能够在同一就诊点进行随访，同一机器测出来的数值，更能反映疾病的变化和治疗的效果。结合下面几张图，我给您详细解释一下骨密度报告的阅读。

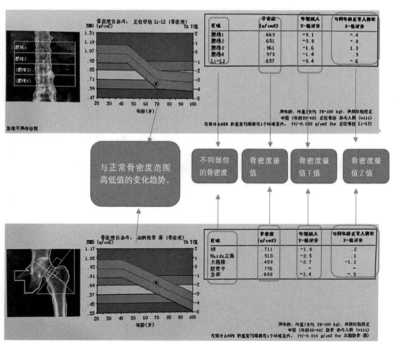

小知识

骨密度检查报告注意事项

（1）根据给出的报告可以看到受检部位的骨密度值，以及 T 值和 Z 值。T 值 =（骨密度的实测值 − 同种族、同性别正常青年人峰值骨密度）/ 同种族、同性别正常青年人峰值骨密度的标准差。对于儿童、绝经前女性和 50 岁以下男性，其骨密度水平的判断建议用同种族的 Z 值表示。Z 值 =（骨密度测定值 − 同种族、同性别、同龄人骨密度均值）/ 同种族、同性别、同龄人骨密度标准差。将 Z 值 ≤ −2.0 视为"低于同年龄段预期范围"或低骨量。通常的标准是：正常，T 值 ≥ −1.0；骨量减少，−2.5 < T 值 <−1.0；骨质疏松，T 值 ≤ −2.5；严重骨质疏松，T 值 ≤ −2.5。

（2）建议在同一家医院做好骨密度的随访。DXA 机器需要体模校准，不同的医院可能在仪器上有些许的差别，所以最好在同一家医院跟踪随访，减少机器本身的偏差所带来的结果影响。

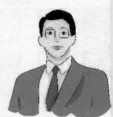

第四节　从骨代谢指标窥视骨骼系统的稳态平衡

洪医生，我今天第一次来检查是否有骨质疏松，我看除了测骨密度还需要抽血，这是为了查什么呢？

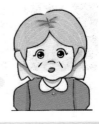

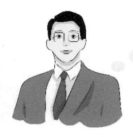

王阿姨，今天抽血主要是为了检查一般检查项目和骨转换生化标志物（BTMs）。

您已经给我开了骨密度检查，再查这些有什么作用呢？

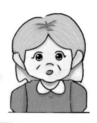

您这个问题问得很好。从血液、尿液中的测出骨代谢生化标志物，骨代谢生化标志物是骨密度检测的有效补充。骨密度的变化是一个缓慢的过程，一般需要半年至一年以上才会有明显的不同，而通过对骨代谢生化指标水平的检测，可以更好地了解您最近一段时间内骨代谢的变化。这样就能判断骨质疏松的分型、及时调整药物的治疗策略、观察之后药物的疗效以及监测骨折风险。

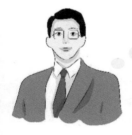

原来骨质疏松的检查也有这么多道理呀！那这些指标都说明了什么啊？

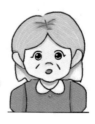

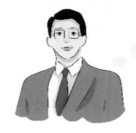

　　首先是一般的检查项目，包括血、尿常规，红细胞沉降率、肝肾功能，血钙、磷、碱性磷酸酶、25 羟维生素 D（25OHD）、甲状旁腺激素（PTH）尿钙、磷和尿肌酐等。其次就是骨代谢生化标志物（BTMs），包括骨形成标志物和骨吸收标志物，前者反映成骨细胞活性及骨形成状态，后者反映破骨细胞活性及骨吸收水平。接下来就让它们"走个队列"，来展示一下各自的功能作用吧。

首先迎面走来的是"钙磷代谢指标"方阵。

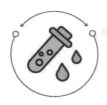

　　大家好！我是甲状旁腺激素，来自甲状旁腺主细胞，我的能力可神奇啦，我对骨形成和骨吸收具有双重效应。当持续大剂量分泌时，会促进骨吸收，导致骨丢失大于骨形成。间歇性小剂量分泌时，就会促进骨形成，我可是诊断甲状旁腺激素相关性骨病最重要的指标之一呢。

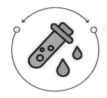

大家好，我是降钙素（CT），来自甲状腺滤泡旁细胞。我可没甲状旁腺激素那么弯弯绕绕，我是调节体内钙磷代谢的重要激素，可以快速又短暂地降低体内血钙浓度，使血中游离钙向骨组织转化。

大家好！我是维生素D，我是和钙绑定的"CP"（搭档）。我可以增加小肠对钙的吸收以及肾脏对钙磷的重吸收，从而增加骨密度。但是我太多了也不好，反而会导致骨吸收增强，所以经常查一查我总没错，看看是否需要补充！

接下来走向我们的是浩浩荡荡的"骨形成标志物"方阵。

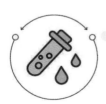

血清骨碱性磷酸酶（bALP）：大家好，我是由成骨细胞分泌的一种细胞外酶，我在血清中稳定存在，可以参与骨形成过程，是成骨细胞成熟和具有活性的标志。当患者应用双膦酸盐类药物治疗骨质疏松时，我会减少，但是这种减少往往在骨密度增加之前，所以我也是评价骨质疏松治疗疗效的重要指标之一。

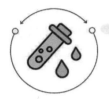

血清骨钙素（OC/BGP）：作为骨组织中含量最丰富的非胶原蛋白（占非胶原蛋白的 10% ~ 20%），我来自成熟的成骨细胞，主要功能就是定位羟基磷灰石，参与骨骼的矿化过程，因此我可以直观地体现骨形成能力，查我准没错！

血清 I 型胶原 N- 端前肽（PINP）：大家别看我名字不好记，我可代表了 I 型胶原的合成速率和骨转换情况，是新骨形成的特异性敏感指标，毕竟 I 型胶原可是占骨骼有机质 90% ~ 98% 的成分呢！

骨保护素（OPG）：终于到我出场了！大家看我的名字就知道，我可以保护骨骼免受破骨细胞侵扰，是机体对抗过度骨吸收的保护性反应。随着年龄增长，骨吸收逐渐增强，我也会不断增加，默默地保护大家的骨骼。

咦，快看！最后进场的这些穿着奇装异服的家伙，它们是"骨吸收标志物"方阵。

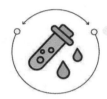

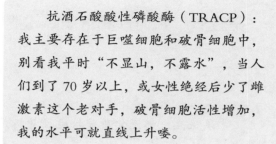

抗酒石酸酸性磷酸酶（TRACP）：我主要存在于巨噬细胞和破骨细胞中，别看我平时"不显山，不露水"，当人们到了70岁以上，或女性绝经后少了雌激素这个老对手，破骨细胞活性增加，我的水平可就直线上升喽。

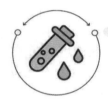

I型胶原交联羧基端肽（CTX）：大家好，我和PINP这家伙不同，我是使用最为广泛的胶原降解标志物，也是反映破骨细胞骨吸收活性的重要骨代谢指标，当我的血清水平达到或者超过正常值上限的时候，大家可要小心了，这可能预示着髋部脆性骨折风险大大增加！

小知识

骨代谢指标总结

骨代谢指标升高，代表骨转换能力增强，应该选择抑制破骨的药物，比如双膦酸盐、地舒单抗等；骨代谢指标降低，表示骨转换能力减弱，应该选择促进成骨的药物，比如特立帕肽等。在进行抗骨质疏松治疗之后的2～3个月就可以通过复查反映治疗的效果，相比于骨密度需半年至1年才出现变化，骨代谢指标更具敏感性及实时性。

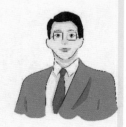

第五节　如何预测骨质疏松脆性骨折的风险

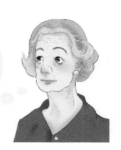

　　洪医生，都说骨质疏松脆性骨折是老年人的"最后一次骨折"，您看我现在是否也有骨折的风险呢？

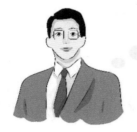

　　您的这个担忧是很有必要的。每个骨质疏松患者都应该学会自己初步评估是否会有脆性骨折的风险，像已经有腰背疼痛或周身疼痛的患者就要提高警惕了。骨质疏松脆性骨折的危险因素需要通过多维度去预测，并提前通过饮食、药物和运动多方面预防。

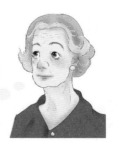

　　哪些危险因素会导致老年人骨质疏松脆性骨折呢？

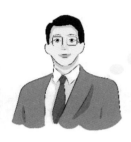

骨质疏松脆性骨折的危险因素有很多，大体可以分为四类：低骨密度、既往有脆性骨折史、跌倒及其危险因素、其他可引起骨质疏松症的危险因素。

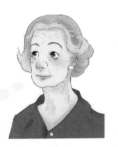

骨密度我知道，当骨密度 T 值在 $-1.0 \sim -2.5$ 之间时，就可以诊断为骨量减少，这时要开始使用药物治疗；当骨密度 T 值 < -2.5 时，临床诊断为骨质疏松，就要警惕脆性骨折的发生。

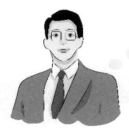

看来您都已经记住了呢。同样的，有既往脆性骨折史的骨质疏松患者更需要小心再次骨折的发生！既往骨折发生次数越多，后续发生骨折的风险越大。特别是在患者初次骨折后 $1 \sim 2$ 年内，发生再骨折的风险显著升高，近期骨折患者较对照人群，其再骨折风险增加 $1.7 \sim 4.3$ 倍。

说起跌倒，我现在上了年纪，经常走路磕磕碰碰的，晚上起夜也要小心翼翼的。

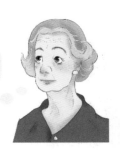

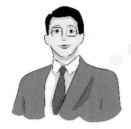

您的担忧是对的，跌倒是骨折的独立危险因素。在我国不同地区，老年人的跌倒发生率为10.7% ~ 20.6%。老年人跌倒后骨折发生率约为1/3。跌倒的危险因素包括环境因素和自身因素等。我们要尽量去预防跌倒，在后文中我们也会一起详细探讨这一点。

除了上面这些危险因素，还有哪些需要注意的呢？

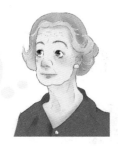

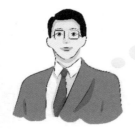

　　除上述危险因素外，可引起骨质疏松症的危险因素均是骨折危险因素。我国流行病学调查显示，在 40 岁以上人群中，低股骨颈骨密度、超重、饮酒、长期使用糖皮质激素（＞3 个月）、从坐位到站立时长增加均是骨质疏松性骨折的危险因素；而高龄、体力活动少、握力低、腰痛和 Romberg 试验（患者闭眼、双脚合拢，在无支撑的情况下站立 30 秒）阳性也是椎体骨折的危险因素。

小知识

脆性骨折的风险预测工具

　　国际卫生组织推荐的骨折风险预测工具（fracture risk assessment tool,FRAX®），各位可以和家人一起登录网站（http://www.sheffield.ac.uk/FRAX/tool.aspx?country=2），通过填写表格来计算未来 10 年发生骨质疏松性骨折以及髋部骨折的概率。

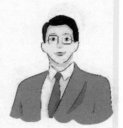

第三章
骨质疏松的治疗——让丢失的骨量早点回来

第一节　"百花齐放"的抗骨质疏松药物

洪医生，现在市面上那么多种类的抗骨质疏松药物，我该吃哪种呢？

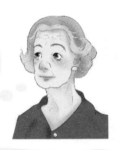

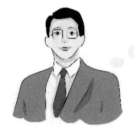

目前，我国已批准上市的抗骨质疏松药物种类繁多，虽然适应证互相重叠，但各类药物仍具有自己的特点，患者本人及家属自行选择较为困难。因此，具体的用药选择应由专科医生帮助进行。

这些抗骨质疏松药物有什么区别呢？

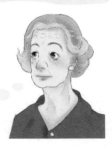

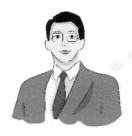

按照药物的不同机制，抗骨质疏松药物主要包括防止骨量丢失的抑制骨吸收药、刺激成骨细胞活性促进骨形成药、具有既抑制骨吸收药物又促骨形成的双重作用的药物、其他机制类药物及中成药。

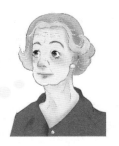

好复杂呀，这么多种类的药看得我眼花缭乱。

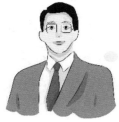

其实，抗骨质疏松药物选择的总体原则为：低、中度骨折风险者（如年轻的绝经后妇女、骨密度水平较低但无骨折史的患者）首选口服药物治疗（阿仑膦酸钠等）。而不能耐受口服药物、禁忌、依从性不高及高骨折风险者（如多发椎体骨折或髋部骨折的老年患者、骨密度极低的患者）推荐使用注射制剂（如唑来膦酸、特立帕肽或迪诺塞麦等）。

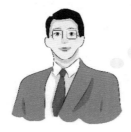

此外，如仅有椎体骨折高风险，而髋部和非椎体骨折风险不高的患者，可考虑选用雌激素或选择性雌激素受体调节剂。新发骨折且疼痛明显的患者可考虑短期使用降钙素类药物。

下面，就让我们一起详细了解一下各种抗骨质疏松药物是如何发挥作用的，以及各种药物的适用人群。

小知识

抗骨质疏松药物

抑制骨吸收药主要包括：双膦酸盐类、降钙素类、雌激素、选择性雌激素受体调节剂、RANKL 抑制剂；促进骨形成药主要包括：甲状旁腺激素及其类似物（如特立帕肽）、活性维生素 D；双重作用药主要为锶盐类药物。除此之外，根据先前的血清检查结果，每日摄入骨健康基本补充剂（钙剂和维生素 D）也很重要。

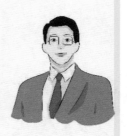

第二节　骨质疏松与补钙二三事

洪医生，我的骨密度检查出来了，我现在骨量没有减少，需不需要补钙呢？

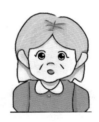

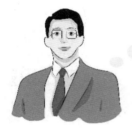

这个问题问得好。很多中老年人最开始觉得骨量还正常就觉得没必要补钙，其实不然，补钙是一个长期的过程。我们在35岁以后，就要注意从饮食中补钙，可以多吃点乳制品、豆制品、菠菜、鱼类及虾皮。

那除了从饮食中补钙，什么时候需要服用钙片呢？

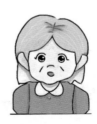

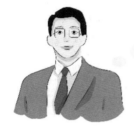

　　如果从食物中摄入的钙量不足或者有特殊情况（某些疾病、吸烟、酗酒、高盐饮食及喝大量咖啡）时，就要开始选择钙补充剂了。通常 60 岁以上的老年人，每天推荐钙的摄入量为 1500 mg。为了更好地补充钙元素，老年人尽量保证每晚食用钙片，帮助补充钙物质，防止骨质疏松。然而钙也不是补得越多，就吸收得越多，过量补钙并不能转变成骨骼，还有可能导致高钙血症。

　　那市面上这么多种类的钙剂，我要怎么选择口服钙剂进行补钙？

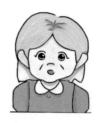

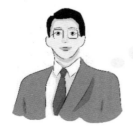

　　不同的钙剂的性质及特点大不相同。在选择钙剂时，应结合患者的特点及其所合并的疾病。例如缺乏胃酸者基本不吸收无机钙，老年人常胃酸分泌减少，因此建议大于 65 岁、胃酸缺乏者服用有机酸钙，如枸橼酸钙。普通人群补钙当选含钙量高的无机钙（如碳酸钙）。而骨质疏松患者通常年龄较高，更加推荐补充摄入有机酸钙剂。

对的，洪医生，我现在就有点胃肠不好，吃东西都不好消化。

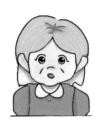

除此之外，甲状旁腺功能减退和慢性肾功能衰竭的患者常合并高磷血症，不能选用含磷的钙剂（如磷酸氢钙），宜选用碳酸钙、枸橼酸钙、醋酸钙，既可补钙，也可作为高磷血症的磷结合剂，降低血磷浓度；柠檬酸钙的增加肠道铝吸收，服铝剂者禁用；葡萄糖酸钙不适用糖尿病患者；醋酸钙易致血压升高，不适用于高血压患者和心功能不全者。这些在钙剂选择时都需要注意。

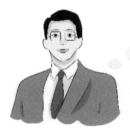

洪医生，那这个钙剂要吃多久呢？我老伴之前吃了一段时间就开始便秘，我就让他暂停了。

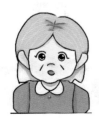

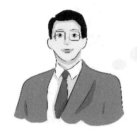

王阿姨，补钙是一个长期的过程，不能擅自停掉的。首先，便秘是吃钙片时常见的不良反应之一。但是，不要因此放弃补钙，因为钙对于骨骼健康非常重要。我们平时生活中可以通过增加膳食纤维的摄入量、多喝水、适量运动以及保持规律排便习惯来缓解便秘。

洪医生，我懂了！对了，既然补钙可以治疗骨质疏松，那我还需要吃其他药吗？

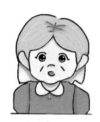

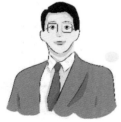

补钙是预防和治疗骨质疏松的基础措施之一，但并不是主要的治疗方式。摄入充足的钙剂可以帮助患者获得较为理想的骨峰值、减缓骨丢失、改善骨矿化，从而维护骨骼健康。但是，单纯补充钙剂并不能替代其他的抗骨质疏松治疗。在治疗过程中，钙剂的补充通常作为抗骨质疏松综合治疗的基本辅助治疗，通常需要与其他抗骨质疏松药物相搭配，才可能获得较为满意的疗效。

小知识

补钙注意事项

钙剂的补充可长期进行，但是需要定期检测血钙及尿钙的浓度，预防不良事件的发生。我们建议长期服用钙剂的骨质疏松患者每 3 个月到医院检测 1 次血钙和尿钙浓度，如发生高钙血症应暂停补钙，若单纯出现尿钙增加则不需要停药，但需要减少钙剂的摄入剂量。

每个年龄段的人每日钙摄入量是不一样的，具体可以参考下面表格。

年龄段 / 时期	膳食钙参考摄入量 / (mg·d⁻¹)	年龄段 / 时期	膳食钙参考摄入量 / (mg·d⁻¹)
<6 个月	200	14~17 岁	1000
7~12 个月	250	18~49 岁	800
1~3 岁	600	>50 岁	1000
4~6 岁	800	孕早期	800
7~10 岁	1000	孕中晚期、哺乳期	1000
11~13 岁	1200		

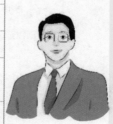

第三节　黄金搭档——维生素 D 与钙剂

　　大家好，我是维生素D，也被称为"阳光维生素"，是一种脂溶性维生素，对人体健康起着重要的作用。我可是钙剂的"黄金搭档"。如果说钙元素是骨形成的"原材料"，那么我就是这个原材料的"搬运工"，我的存在可增加人体肠道对钙的吸收。还有研究表明，我可以促进骨骼矿化、保持肌力、改善平衡能力，降低跌倒风险呢。

　　老伙计，前段时间你生病了，我都找不到回家的路，后来骨头大哥跟我说要维持它的健康，你的血清25OHD水平也要保持在 20 μg/L（50 nmol/L）以上。

　　是的，维生素 D 对我的健康至关重要。尤其是在我生病的时候（骨质疏松情况下），更需要你的血清25OHD水平长期维持在 30 μg/L 以上。

谢谢大家的关心，随着年龄增长，我确实会合成不足，前段时间也没有经常晒太阳，就导致我突然生病了。我最近听从了医生的建议，进一步和"老搭档"钙绑定，每天坚持口服补充口服维生素 D_3，这两天我好多了呢。

小知识

维生素 D 小知识

65 岁及以上老年人因缺乏日照，以及摄入和吸收障碍，常有维生素 D 缺乏。推荐维生素 D 摄入量为每日 600 IU(15μg)；人体可耐受最高摄入量为每日 2000 IU (50μg)；维生素 D 用于骨质疏松症防治时，摄入剂量可为每天 800～1200 IU。对于存在肠道吸收不良或依从性较差的患者，可考虑使用维生素 D 肌肉注射制剂。开始补充维生素 D 后 2~3 个月时检测血清 25OHD 水平，如上述补充剂量仍然不能使 25OHD 水平达到 30μg/L 以上，可适当增加剂量，肥胖患者通常需要较大剂量。

目前国内上市用于治疗骨质疏松症的活性维生素 D 及其类似物有 1α-羟维生素 D_3（α-骨化醇）和 1, 25 双羟维生素 D_3（骨化三醇）两种。活性维生素 D 及其类似物更适用于老年人、肾功能减退以及 1α 羟化酶缺乏或减少的患者，它们同样具有提高骨密度、减少跌倒、降低骨折风险的作用。治疗骨质疏松症时，可长期使用维生素 D、活性维生素 D 及其类似物，但该类药物不宜同大剂量的钙剂联合使用。不论是维生素 D，还是活性维生素 D 及其类似物，长期服用均需定期监测患者的血钙和尿钙水平，同时建议监测血清 250HD 水平，并维持血清 250HD 在 30 μg/L 以上，以降低跌倒和骨折的风险。但要注意当 250HD 水平超过 150 μg/L 时有可能出现高钙血症。

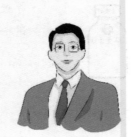

第四节　双膦酸盐类药物如何治疗骨质疏松

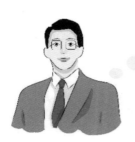

　　骨是我们人体中最坚硬的组织，这些坚硬的人体工事就像我们生活中的城墙、大厦，需要一砖一瓦地建造。下面，我就为大家隆重介绍负责"建造"和"维护"这些"建筑"的人体工程专家！来，你们做下自我介绍！

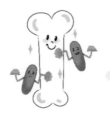

　　我们是成骨细胞，是人体内的勤勤恳恩的"施工队"，哪里需要建造新的骨骼，哪里就有我的身影！

到我了！我们是破骨细胞，是人体内高效的"拆迁队"！我专门拆除人体内年久失修的骨骼，哪里的骨骼松松垮垮，那肯定是我们在工作呐！当然在正常情况下，我们会通过成骨细胞大哥的工作量，分析出我们自己的拆迁量，避免拆的多，建的少！

辛苦你们了，正常情况下，"施工队"和"拆迁队"配合默契，互通有无，这让我们人体内的骨量始终维持在正常范围内。但是当各种因素导致两支队伍的信息交换出现错误，或者"施工队"消极怠工或"拆迁队"异常活跃时，我们的骨量就会下降，骨骼就会"松垮"，就出现骨质疏松了。那如何解决这样的情况呢？

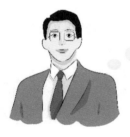

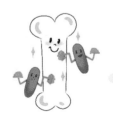

可以给"施工队"更多的福利啊！让大家干劲十足！对了！还可以使用更坚固的建筑材料！

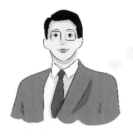

说得对！不愧是建筑专家！

那也让"拆迁队"的大伙儿休息休息！我们也很辛苦的！

哈哈，你说的也没错！一方面要刺激成骨细胞的活性，让它们开足马力干活；另一方面还要安抚破骨细胞，让其劳逸结合。要加强两支队伍的信息交换，也要在建筑材料上下文章。以上就是治疗骨质疏松的药物的原理了！

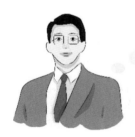

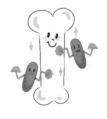

说得对！

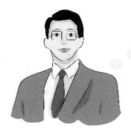

下面让我们一起看看常见的治疗骨质疏松的药物有哪些，并且它们是如何发挥作用的！

大家好，我叫双膦酸盐！是临床中广泛应用的治疗骨质疏松的药物。我大致可以分为两类：①口服制剂，如氯膦酸二钠片、阿仑膦酸钠片、利塞膦酸钠片；②静脉制剂，唑来膦酸钠、帕米膦酸钠、伊班膦酸钠等也都是家族中的一员。随着药物的开发，我们家族的药物也进行了迭代升级。这里也跟大家详细介绍下！第一代双膦酸盐药物为依替膦酸钠；第二代双膦酸盐类药物为氯膦酸钠、帕米膦酸钠以及替鲁膦酸钠；最新一代的药物包括阿仑膦酸钠、奈立膦酸钠、奥帕膦酸钠、利塞膦酸钠以及伊班膦酸钠和唑来膦酸，目前临床上使用的以最新一代的双膦酸盐药物为主。

BPs

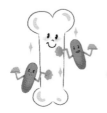

我最喜欢双膦酸盐！在它的激励下，我们"施工队"干劲更足了！

双膦酸盐兄弟一出现，就意味着我们"拆迁队"的兄弟们要放个短假期！

嘿嘿，你们过奖啦！其实我还是一种特殊的建筑材料，我的特殊结构，可以紧密地结合在构成骨的一种重要的成分——羟基磷灰石的表面，这就像给原本就有钢筋和砖块的大楼的立柱又浇筑了一次水泥，使得原本的建筑材料更加坚固，即便是这样的工事被"拆迁队"盯上，也是啃不动的"硬骨头"。

BPs

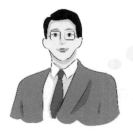

下面我来为大家总结下！双膦酸盐通过激活成骨细胞、抑制破骨细胞、增强骨组织强度以及减弱成骨细胞对破骨细胞的刺激作用，多管齐下治疗骨质疏松。除此之外，它还可以用于多发性骨髓瘤、前列腺癌、乳腺癌等恶性肿瘤骨转移引起的骨代谢异常，可以用于减轻高钙血症引发的恶心、呕吐等症状。

第五节 如何选择双膦酸盐类药物

洪医生！刚才听您讲解双膦酸盐这种药物，我有几个小问题。我前一阵子到医院来确诊了骨质疏松，也想用双膦酸盐治疗，我该如何选择这类药物呢？到家门口的药店是不是可以买到？

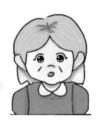

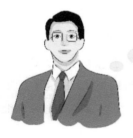

王阿姨您别着急，听我细细跟您讲。首先双膦酸盐是处方药，必须要遵循专科医师的处方进行购买及使用。所以这个药物不能在药店轻易买到，建议您用药之前一定要经过医院专科医师的评估，开具处方后正确用药！

原来是这样！那我看这个药物有打针的和口服的，我能不能不打针啊，口服很方便，在家就可以吃。

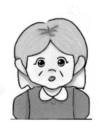

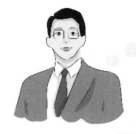

王阿姨，我查了您的病历，您是不是有慢性胃炎以及胃溃疡啊？

对，对！洪医生，我这老毛病了。这跟用双膦酸盐药物有什么关系吗？

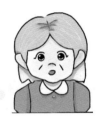

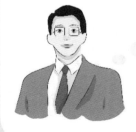

当然有很大的关系。目前使用的双膦酸盐药物分为两类。一类为口服制剂，代表药物为阿仑膦酸钠。口服药物虽然方便，也少了打针带来的痛苦。但是阿仑膦酸钠对胃黏膜以及食管都有刺激作用，因此有食管疾病如食管狭窄、食管静脉曲张、巴雷特食管或胃炎、胃溃疡的患者尽量避免选用口服制剂。同时，无法实现长时间保持直立位置（这里包括坐直和站立）的患者也不推荐使用口服双膦酸盐。这是因为双膦酸盐直接接触胃黏膜或食管黏膜会造成局部黏膜的损伤，口服双膦酸盐要求患者至少保持30分钟的直立位置，这可以阻碍其与胃黏膜、食管黏膜接触时间过长，避免造成对胃黏膜及食管黏膜的损伤。王阿姨，您有胃溃疡的病史，所以我们建议您静脉注射双膦酸盐药物。

原来是这样！洪医生您太专业了！但是打针的话是不是要隔三岔五地住院啊，我儿子、姑娘平时都要上班，老伴身体也不好，我自己住院真是太不方便了，就没有别的方式了吗？

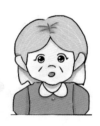

王阿姨，我接下来就要跟您介绍注射类双膦酸盐药物。目前常见的是唑来膦酸，通过注射的方式可以带来更持久的药效，通常一次注射，最长可以维持一年，因此您不用担心频繁来院。当然，注射后需留院观察一段时间，同时注射前会检查肾功能。只要您目前身体条件不错，肾功能允许，基本上午注射好药物下午就可以出院，也不用家属陪同。

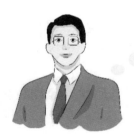

原来是这样！谢谢洪医生！

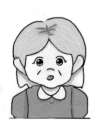

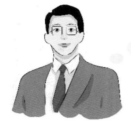

我再补充一些应用双膦酸盐类药物的知识。严重肾功能不全者禁用注射用唑来膦酸，同时也有文献记载，注射用唑来膦酸可能引起下颌骨坏死的严重不良反应。因此近期有牙科手术的患者也要避免静脉注射唑来膦酸。

需要使用双膦酸盐药物的读者，必须结合专科医生的建议，同时应该根据自身情况以及自己的需求选择药物。

第六节　如何预防长期服用双膦酸盐类药物带来的不良反应

洪医生您好！我已经口服双膦酸盐类药物治疗骨质疏松一段时间了，但是有点难以坚持。每次吃过药后就有胃痛的情况，而且还反酸，有的时候还发热，浑身疼得厉害！刚才听您说可以静脉用药，我能否静脉使用双膦酸盐类药物呢？

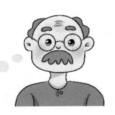

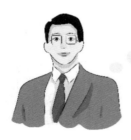

李大爷您好，通过您的描述，您的症状符合口服双膦酸盐类药物的胃肠道不良反应，通过翻看您的病历，您目前的肾功能不支持您静脉应用双膦酸盐类药物。

那怎么办啊洪医生，不能因为吃药难受一辈子吧！

李大爷您别担心，长期口服双膦酸盐类药物带来的不良反应并非不能预防！第一是服药时段，建议您清晨空腹时口服药物，用足量水送服后，保持站立或直立坐位，服用完药物的 30 分钟内不建议进食和卧床。请问您是不是还在服用奥美拉唑这样的抗酸药物或者枸橼酸铋钾、硫糖铝这类药物？

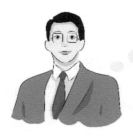

是啊洪医生！当时我吃药后胃不舒服，内科医生开给我的，说可以抑制胃酸、保护胃黏膜。

那这几类药物需要在服用双膦酸盐类药物 1 小时后服用。一些使用口服药物的患者会出现一过性的发热、骨骼肌肉疼痛，就像得了流感一样，针对这样的不良反应，可以用常见的解热镇痛药物来对症治疗。您可以预防性地补充一些维生素 D 可以降低"流感样"症状发生的概率。同时提醒您，血液中的双膦酸盐类药物 50% 以上会经过肾脏排泄，因此无论口服还是静脉注射双膦酸盐类药物均需定期检测肾功能。

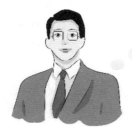

明白了洪医生！我每次吃完药就直接躺在床上休息，听您一说，我的胃痛可能跟我的不良用药习惯有关，我回去改正！

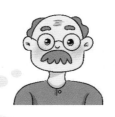

没关系，有不舒服再来找我就好！

这里还有一些补充注意事项，应用双膦酸盐类药物，尤其是静脉用药的患者，每次用药前均需检测肾功能，当肌酐清除率小于35ml/min或血肌酐大于50 mg/L时应及时通知医生重新进行用药评估，并停用药物。近年来，有文献报道了一些严重口腔疾病患者在使用双膦酸盐后出现了严重的下颌骨坏死。虽然这样的不良反应比较罕见，但仍不建议有严重口腔疾病或近期接受牙科手术的患者使用该药物。除此之外，还有文献报道使用了双膦酸盐类药物的患者出现了非典型股骨骨折，这样的风险每年在3.2～50例每10万人。用药期间建议患者注意自身保护，避免外伤及其他运动损伤，若出现股骨骨折并经专业医师确诊为非典型股骨骨折，则应立即停止双膦酸盐类药物的应用。老百姓都知道"是药三分毒"这句话，用药总会伴随着这样那样的不良反应，但积极预防、积极应对是正确的处理方式。

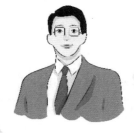

第七节 降钙素类药物与骨质疏松的"爱恨情仇"

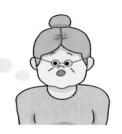

洪医生您好！我在老家的医院确诊了绝经后骨质疏松，医生给我用了降钙素，现在用了将近 3 个月了，医生建议到上级医院重新评估，还要更换药物，麻烦您帮我看看。

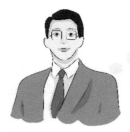

李大姐您好，根据您的检查报告，您确实是绝经后骨质疏松。请问您使用降钙素类药物有什么不适吗？

最近感觉有点恶心，有的时候手脚还会抽筋。

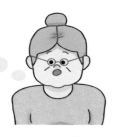

那就是了，恶心、呕吐是应用降钙素常见的不良反应，而且通过检查报告您血钙偏低，这也是您手足抽搐的原因。一般用降钙素治疗骨质疏松我们建议不要超过 3 个月，这次我们来重新评估您的病情，应用最新的一线抗骨质疏松药物。

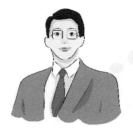

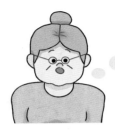

谢谢洪医生!

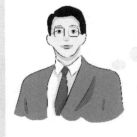

　　这里再补充一些有关降钙素类药物的知识。同双膦酸盐类药物一样，降钙素类药物同样可以通过抑制骨吸收来治疗骨质疏松，同时临床上还将其用于缓解骨质疏松性骨折以及骨肿瘤引起的骨痛。常见的降钙素类药物有鲑鱼降钙素以及鳗鱼降钙素类似物，两者均针对绝经后骨质疏松的患者。鲑鱼降钙素有鼻喷剂以及注射剂两种剂型，根据病情每周需要使用 2 ~ 7 次；鳗鱼降钙素仅有注射制剂，每周注射 1 次即可。

　　顾名思义，降钙素可以降低血液中的钙离子浓度，同时可以结合人体中专门控制疼痛的钥匙——阿片受体，抑制骨吸收的同时，还能减缓疼痛。但降钙素类药物使用一般不超过 3 个月，部分患者会产生恶心、呕吐等不适，血钙过低的患者也会出现手足抽搐，严重的患者还会引起过敏性休克。应用降钙素治疗骨质疏松或缓解疼痛的朋友，在正式用药前一定要在专业医师的指导和监测下进行过敏实验，排除可能发生的过敏反应。同时在应用此类药物期间一定要按照专业医师的指导，定时到门诊复查评估病情，避免长期使用带来的低血钙、恶心、腹泻等不良反应。降钙素目前并不是治疗骨质疏松的一线用药。

第八节　绝经激素治疗类药物——绝经后女性的"第二春"？

　　洪医生，还有个问题，上次听专家科普说，我因为快要绝经了，体内雌激素减少，所以才发生骨质疏松的，那我补充一些雌激素不就好了？而且听说，我们这个年龄段的女性补充雌激素能显年轻，真的是这样吗？

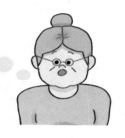

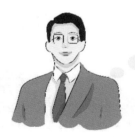

　　您问到点子上了！的确，骨质疏松与雌激素减少相关，但并不是所有围绝经期女性都应该使用激素治疗。雌激素的使用有较为严格的适应证、禁忌证，使用不当还有引发肿瘤的风险。

　　这么严重？还可能得癌症？

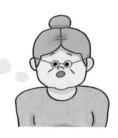

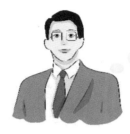

是的，研究表明，雌激素同乳腺癌以及一些激素依赖的恶性肿瘤息息相关，因此盲目补充雌激素很可能诱发恶性肿瘤！生老病死是生命的必然规律，雌激素撤退对于女性本身也是正常的生理过程，因此切不可盲目相信市面上一些打着"补充女性雌激素"或是"为女性寻回第二春"幌子的不法商家。使用雌激素类药物必须经过专业的医师处方。

原来是这样，但是我的闺蜜也是不舒服到医院就诊，然后医生给她开了雌激素，为什么她需要用雌激素呢？

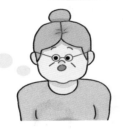

这就是我接下来要说的。哪些人群需要治疗性地补充雌激素？第一类是已经出现了绝经相关症状的患者，比如出现月经紊乱、胸闷气短、睡眠障碍、情绪障碍等。或者已经出现泌尿、生殖道生理性不适的患者，症状包括干燥、烧灼感以及尿频、尿急、尿痛等。这类朋友在专业妇科医师的指导下可使用雌激素缓解雌激素撤退引起的各种不适感。

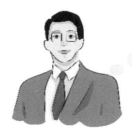

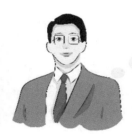

第二类就是存在骨质疏松高危因素的人群，比如低骨量或者已经确诊为绝经后骨质疏松的患者。雌激素本身具有抑制骨吸收以及促进骨形成的作用，因此一些雌激素撤退较早的妇女会出现较为明显的骨量减低。雌激素也是一类抗骨松药物。

第三类就是过早地进入了低雌激素状态的人群。这类朋友常伴有一些器质性病变，如下丘脑垂体病变或者手术造成的相关器官功能障碍等。以上情况需经专科医师会诊排除其他因素后才可以确诊，不能随意自行补充雌激素。

懂了洪医生，总之用不用雌激素、怎么用雌激素，都要听医生的，不能自己乱吃药！

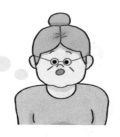

　　就是这个道理！还有一些关于补充雌激素的补充知识。绝经激素治疗，简单来说就是在围绝经期为符合适应证的女性补充雌激素或其类似物，以缓解相关症状的治疗方式。临床上常见的雌激素类药物大致分为两类，一类为天然雌激素，包括戊酸雌二醇、苯甲酸雌二醇、雌三醇等；一类为合成雌激素，包括炔雌醇、尼尔雌醇片以及己烯雌酚等。值得注意的是，天然雌激素化学结构同我们人体内的雌激素更为相似，因此比合成雌激素的不良反应更小。

　　以下情况是补充雌激素的禁忌：①已知或者可疑患有乳腺癌或者激素依赖性恶性肿瘤的人群。文献报道，雌激素与乳腺癌的发生存在一定的关系，因此盲目地补充外源性的雌激素很可能诱发乳腺癌。②应排除已知或者可疑的妊娠情况。人体中雌激素以及孕激素相互作用，维持女性体内月经、妊娠等重要生理过程的稳定，随意、盲目地补充雌激素很可能将雌激素和孕激素重要的平衡打破，导致这些重要的生理过程紊乱。③活动性的静脉或动脉血栓栓塞以及不明原因的阴道出血等均为禁忌。因此，是否需要补充雌激素以及如何补充，一定要经过专科医师以及多学科会诊，切不可盲目听信广告，以免产生难以挽回的损失。

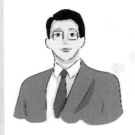

第九节　甲状旁腺激素类似物类药物对骨质疏松的治疗作用

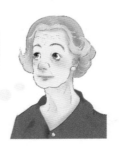

　　洪医生您好，请问您为什么要给我开这个甲状旁腺激素？我之前确实做过甲状腺切除的手术，可已经是很久了，而且骨质疏松明明是骨科疾病，这甲状腺分泌的激素能有什么作用呀？

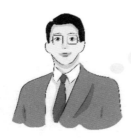

　　会起大作用呀！我们的人体是一个整体，每一部分的变化都可能调动全身的参与。甲状旁腺可以十分敏感地感知血液中钙含量的增减，从而使得甲状旁腺激素的合成和分泌发生变化。而甲状旁腺激素又在钙和磷酸盐代谢的调节中起着核心作用，可以调节钙稳态，促进新生骨的形成。所以您看，甲状旁腺激素对骨的生长过程至关重要呀。

原来是这样呀，离了这么远的器官都能相互作用，真的好神奇。那您能详细说说这个甲状旁腺激素是怎么起作用的呢？

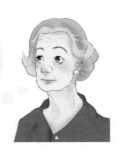

没错，人的身体就是这么神奇。总的来说，甲状旁腺激素的功能就是维持血液中钙磷水平的稳定。当血钙降低的时候，就会通过增强胃肠道钙吸收、肾对钙和磷酸盐的重吸收以及破骨细胞骨吸收来维持正常的细胞外钙水平，从而让血钙维持在正常水平。所以您看，老年人钙减少的时候，为了维持血钙的平衡，如果不多补充一些钙，是不是破骨细胞就有可能要破坏骨来维持血钙了呀。

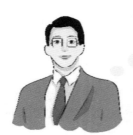

好像有道理。欸，那不对呀，既然这样，那我吃这个药，岂不是对骨头不利吗？

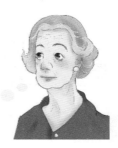

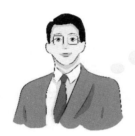

哈哈哈，当然不是。我们对它的使用目的是保护骨质，当然会在使用的时候将钙离子浓度维持在安全的范围。

目前，绝大多数抗骨质疏松药物多是以减少骨质破坏为主，少有刺激骨骼形成。而甲状旁腺激素可以预防、阻止，甚至部分逆转人的骨丢失。不光如此，甲状旁腺激素对人类骨骼的净作用是增加小梁骨量和改善小梁微结构，同时增加皮质骨孔隙率，并可能增加皮质厚度和骨大小。这些效果在增加脊柱、髋关节和周围解剖部位的骨强度以及减少骨折方面是有益的。

原来这么有用，那我回家可得叫上我的老姐妹们都来补充一下。

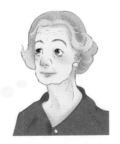

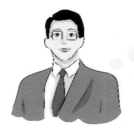

可不能这样，用药要因人而异。甲状旁腺激素作为处方药，必须由医生根据病情开处方拿药，并遵医嘱用药，包括用法、用量、用药时间等。不得擅自按照药物说明书自行用药。

甲状旁腺激素的使用可是有严格要求的。轻至中度肾或肝功能不全患者、妊娠期和哺乳期女性应避免使用。而且药物之间可能会相互作用，所以如果你正在使用其他药物，使用甲状旁腺激素前请务必告知医生，并咨询医生能否用药、如何用药。

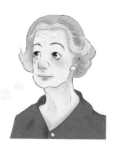

好的好的，药果然不能乱吃，回去之后可得提醒她们，别看见我吃就觉得自己也得补补了。

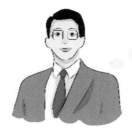

没错。而且当你用药的过程中，出现高血压、恶心、呕吐、上腹痛、腹泻、头痛、头晕、颈痛、关节痛等症状的话，也一定要及时就医。

如果你的老姐妹们想要使用甲状旁腺激素了，一定要来我这看看，别胡乱吃药，会导致严重的不良反应。

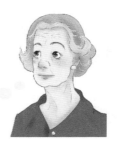

好的,谢谢洪医生。

第十节　锶盐类药物的抗骨质疏松作用

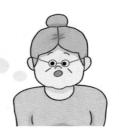

洪医生您好,想请问一下,这个雷奈酸锶是什么药呀?我看网上说好像很好用,为啥不给我开呢?

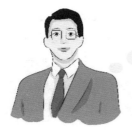

您好,是这样的。雷奈酸锶是一种包含雷奈酸的锶盐类药物。简单来说就是,锶盐通过多重作用机制发挥抗骨质疏松的作用,可以抑制骨的吸收,也可以促进骨的形成。一般没有禁忌证且不能选用其他抗骨质疏松药物的严重骨质疏松患者才会建议使用。

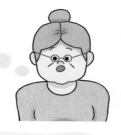

您刚刚提到这个药物的禁忌证，难道很常见吗？

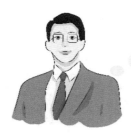

没错。锶盐的禁忌证主要包括血压控制不佳，既往有缺血性心脏病（比如心梗及心绞痛），周围动脉疾病和脑血管疾病。有以上疾病者是严禁应用锶盐进行治疗的。而这些症状在老年患者中还是比较常见的，所以这个药使用的局限性比较大。

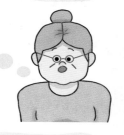

原来是这样啊，怪不得您不给我开呢。

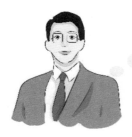

不光如此，锶盐类药物还容易产生不良反应。锶盐的主要不良反应为恶心与腹泻。还有一些报道说锶盐可以增加心血管事件的风险，偶尔还会发生超敏反应综合征，也就是俗话说的"过敏"。如果患者出现了过敏现象需要立即停药，并需要进行抗过敏、抗炎治疗。

好的洪医生，辛亏我没按网上说的乱吃药，太感谢您啦。

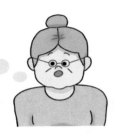

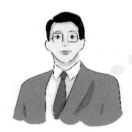

没事没事，如果感觉身体有什么不舒服一定要及时就医，不要轻信网络上不负责任的言论呀。

第十一节　维生素 K 类药物的抗骨质疏松作用

洪医生您好，请问您刚刚给我开的这个维生素 K 是什么呀？之前只听说过骨质疏松需要补充维生素 D，维生素 K 也要补吗？

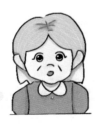

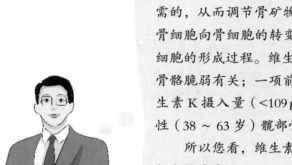

　　您好，没错，维生素 K 也是治疗骨质疏松的一类必要的维生素补充。骨钙素是一种主要的骨非胶原蛋白，而维生素 K_2 有助于调节骨钙素（OC）的功能，是骨钙素羧化所必需的，从而调节骨矿物质的增加。促进了成骨细胞向骨细胞的转变，同时也限制了破骨细胞的形成过程。维生素 K 摄入量低通常与骨骼脆弱有关；一项前瞻性研究显示，低维生素 K 摄入量（$<109\mu g/d$）可能会增加女性（38 ~ 63 岁）髋部骨折的风险。

　　所以您看，维生素 K 对我们治疗骨质疏松也很重要呢。

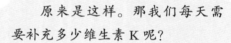

　　原来是这样。那我们每天需要补充多少维生素 K 呢？

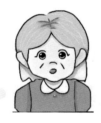

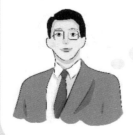

　　根据美国国家科学院 (National Academy of Sciences) 的数据，推荐的膳食摄入量从新生儿每天 $2\mu g$ 到青少年每天 $75\mu g$ 不等，到目前为止，男女都是一样的。成人的推荐摄入量为男性 $120\mu g/d$，女性 $90\mu g/d$。然而，这些摄入量通常不足以维持最佳的维生素K水平。

那我们只能从药物中获取维生素 K 吗？

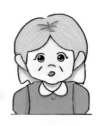

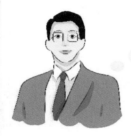

当然不是呀。我们也可以从食物中摄取维生素 K。不过不同种类的维生素 K 的摄取也不尽相同，具体来说是，维生素 K 的生物利用度因形式而异。例如，从绿色蔬菜中获得的维生素 K_1 牢固地黏附在细胞膜上。因此与植物油或维生素 K_1 补充剂相比，生物利用度较低，来源一般是植物油，如大豆油、菜籽油和橄榄油。相反，维生素 K_2 主要来源于动物，并在脂肪食物基质中消耗。与叶绿醌相比，这可能会促进吸收，从而提高生物利用度，比如发酵食品，如发酵黄油或奶酪、炼乳、蛋黄和牛肝。

您说了这么多，但是您给我开的化验检查单里并没有检查维生素 K 这一项呀，这是为什么呢？

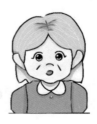

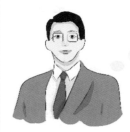

　　健康空腹人群血浆 PK 浓度约为 0.5 nM，显著低于其他脂溶性维生素 (A、D、E) 的血药浓度。血浆中 MK(如 MK-4) 的浓度非常低或检测不到。而且维生素 K 的低血浆浓度在生理上与组织储备有关。由于维生素 K 在体内的储存量有限，没有规律的饮食摄入，它很快就会耗尽。所以要按时按量及时补充维生素 K。

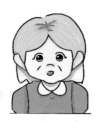

　　既然无法进行检测，那我们怎么才能知道自己身体里是否缺乏维生素 K 呢？

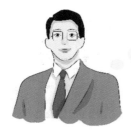

　　人类的维生素 K_2 摄入量可以通过特定的食物频率问卷（FFQ）来评估。不过，评估维生素 K_2 活性而不是摄入量在临床上似乎更合适，而这可以通过量化低羧化维生素 K_2 依赖性蛋白来完成，如 OCN。OCN 的 γ - 羧基化程度似乎对维生素 K 的摄入很敏感，因此在一定程度上代表了维生素 K 状态的相对度量。凝血酶原时间（PT）是一项凝血试验，也可反映维生素 K 缺失情况。

吃维生素 K 会有安全性问题吗？

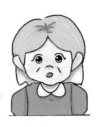

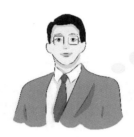

维生素 K_2 是安全的，通常耐受性良好，目前报道的不良反应只存在于极少数人，表现有：皮肤潮红或发红、头晕、出汗增多和低血压。而且，数据表明，维生素 K_2 可以减缓血管钙化，并可能产生心血管益处。

第十二节　RANKL 抑制剂是什么

洪医生您好，通过您刚才的介绍，我大致了解了这些药物的基本知识。不过您刚刚给我开的地舒单抗是什么呀，抗体不应该都是人身体产生的吗？还需要额外补充吗？

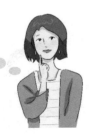

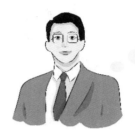

您好。地舒单抗是一种针对核因子-kb配体受体激活剂(RANKL)的单克隆抗体。RANKL在我们体内会促进破骨细胞的产生,使得老年患者骨量丢失。所以呀,我们就要选用RANKL的抑制剂来抵抗破骨细胞的过度成熟,进而保护我们的骨骼。

哦哦,原来是这样。那我怎么看这个药在我身体里起没起作用呢?

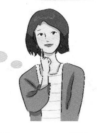

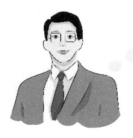

我们做检查时候会有一个检测叫作CTX的指标。您可以通过这个指标数值的变化观察药物的作用。一般来说,在给药不久之后,CTX就会大幅度减少。另外,也可以通过定期检查骨密度,更加直观地观察到我们的骨质越来越健康。有研究表明,每年2次注射地舒单抗,能够使脊柱骨密度增加9.2%,髋部骨密度增加6.0%。别看这个增长的幅度小,但是可以起到大作用呢!有研究表明:持续注射3年后,髋部和非椎体骨折的相对风险分别降低了40%和20%。您看,这个药对您的健康十分有益。

这样呀，那看来这个药还挺方便的，一年只需要打两针就可以了呀。不过我岁数大了，心血管毛病都多少年了，这个药会不会有什么不良反应呀？

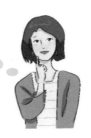

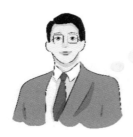

放心吧，地舒单抗不会增加癌症、心血管疾病、骨折延迟愈合或低钙血症等的发病风险。

那真是太好了。不过我还有个疑虑，刚才说的双膦酸盐药物，吃了几年之后就要换药，这个药物有这种问题吗？

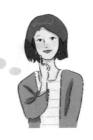

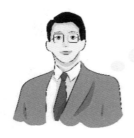

长期使用地舒单抗是不会导致骨的不良反应的。一般情况下，使用地舒单抗4～5年后，骨密度会趋于平稳，长期使用地舒单抗可导致骨密度持续增加，而因地舒单抗导致的不良事件发生率非常低。所以，您不需要有这方面的困扰。

原来可以一直使用呀，那我可真是省了不少心，不用一直担心忘记换药导致不良反应了。那您说，用了几年之后，是不是就可以不用了，那时候我的骨质不是已经非常健康了吗？

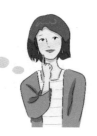

不是这样的，您可千万要注意啊。地舒单抗并不是进入骨骼起作用，所以其对骨骼的影响是完全可逆的，这就会导致停止治疗后骨密度迅速下降。停药后，会迅速发生骨质的破坏，一些突然停药的患者会出现严重的椎体骨折。因此，目前的建议是，高风险患者应持续使用地舒单抗或改用其他抗吸收治疗，以避免骨转换反弹增加和随之而来的多发椎体骨折风险增加。

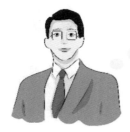

好的好的，原来停药的话会有这么多风险，那我可得听洪医生的话按时打针。

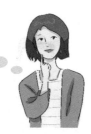

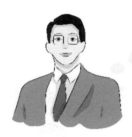

嗯嗯。放心吧，地舒单抗的作用不仅可以保护骨骼，还能改善肌肉功能呢。目前已经证实地舒单抗可以减少炎症，恢复骨质完整性，还有改善营养不良肌肉的功能，从而减少摔跤的风险，这样就更加减少骨折的风险了。

第十三节　中医药治疗骨质疏松是否有效

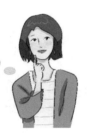

儿子，我这骨质疏松吃了这么多药效果也不明显，你不是有个高中同学在中医科的吗？帮我找个中医看看，中医对治疗骨质疏松有方法吗？

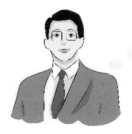

老妈，还是你记性好，我怎么忘记我有个同学是中医专业了呢！那次同学聚会上听他讲，中医在骨质疏松治疗上有大量的临床实践呢！

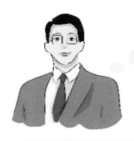

老同学，得求你帮我个忙了。我老妈骨质疏松吃西药2年多了，骨量还是嗖嗖地往下降，这不，前几天扭了下脚，骨折了。拜托你帮我妈开个方子！

骨质疏松，中医名称"骨痿""骨枯""骨痹"，咱们老祖宗认识骨质疏松可比国外早多了。在《素问·痿论》中已经有描述了："骨枯而髓虚，故足不任身，发为骨痿。"

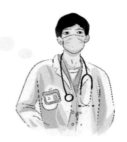

行，你把阿姨带过来，我先给她号个脉，看看她是肾虚、脾虚还是血瘀引起的骨质疏松，找到病根才能对症开方。虽然同样是骨质疏松，病因不同，药方也不同。

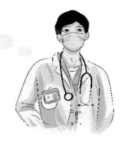

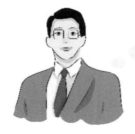

中医治疗骨质疏松还有这么多讲究啊？

听起来理论很多，中心原则就一个："补肾壮骨，健脾益气，活血通络"。中药方剂围绕这三个方面：补肾、骨为主，健肝脾、化血瘀为辅，方剂基本上都是围绕着这个中心原则来开的。

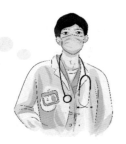

老同学，阿姨的脉象和舌苔显示有气虚血瘀、肝脾不和等。我给她开个方子，可起到补气、益气、活血化瘀、补脾健胃等作用，能够调节机体的免疫功能，提高抗体的抗病能力，同时可以促进对抗骨吸收、纠正激素失衡。在口服中药的基础上配合针灸，针灸能够提高骨钙素水平。同时，针灸还能够改善局部血液循环，进而改善血液流变学指标。但是这些方法需要长期坚持，定期复查，以便及时调整药方。

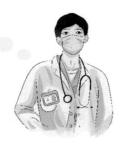

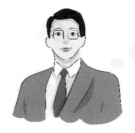

好的，我一定督促老妈按时服药、针灸，定期复查，争取早日康复。谢谢老同学啦！

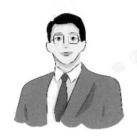

老同学，又来麻烦你啦，3个多月啦，快帮忙看看我老妈的复查结果，现在老妈疼痛已经逐渐缓解，能搀扶着下床行走了。

阿姨的复查结果显示，骨折的地方有骨痂生长，疼痛明显缓解，下肢血液循环良好。治疗效果还是比较明显的，接下来就是要监测骨钙水平，进行康复锻炼啦。

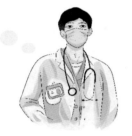

阿姨，骨质疏松的防治是一个复杂而漫长的过程，需要综合治疗，不仅需要骨质疏松专科药物治疗，还包括一些基础措施，如调整生活方式和服用相关补充剂。

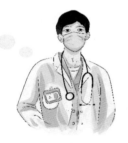

中药来源天然，不良反应小，价格低廉，符合我国居民的养生习惯，患者依从性好，但是中药治疗骨质疏松作用缓慢，需要长期应用。

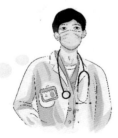

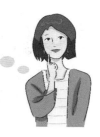

小李医生，麻烦你啦！中药治疗骨质疏松效果这么明显，我有两三个老姐妹也有这方面的毛病，我想把这个药方推荐给她们试试。

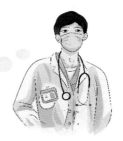

阿姨，您得让她们来把把脉，中医讲究辨证论治，每个人的情况不一样，用的方剂也是不一样的。

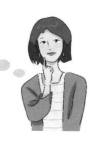

好的，我让她们这周就来医院就诊。

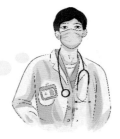

李阿姨，您的药方是以补肾壮骨的药物为主；王阿姨的药方主要以健脾益气为主；张阿姨的药方以活血通络为主。你们按时服用，再配合针灸治疗，定期复查，及时调整治疗方案，效果会更好。

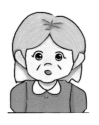

医生，为什么我们每个人的药方都不一样呀？

各位阿姨，因为每个人的病因病机和症状不一样，所以开的方子也不同。中医药治疗是根据患者进行辨证施治的，一人一方，在病情的每个阶段方子和药物的剂量也是不一样的。所以，大家一定要定期复查，及时调整药方和剂量。

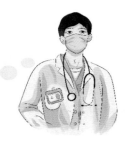

如果大家觉得煎煮中药太麻烦，也可以根据辨证施治的情况，选择一些方便服用的中成药，比如：仙灵骨葆胶囊补肝益肾，活血化瘀；骨松宝颗粒补肾活血，强筋壮骨；龙牡壮骨颗粒，健脾益气，强筋壮骨等。

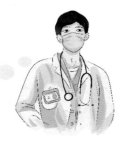

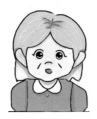

好的好的，谢谢医生！

108

第十四节　骨质疏松症的序贯（转换）治疗和多药协同

骨质疏松症属于患病率高、危害严重的慢性疾病，需要采取多种有效药物进行长期的联合或（和）序贯（转换）治疗，以增加骨密度，降低骨折风险。治疗方案需根据患者骨折风险分层、临床情况进行个体化选择。治疗过程中，应关注药物的治疗获益和潜在不良反应。对于不同作用机制的药物是否能够联合使用，需要考虑药物不良反应，同时还应充分考虑药物的价格。

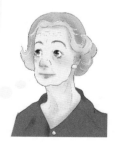

　　洪医生，我的骨质疏松非常严重，也到别的医院治疗过，最后听说你们治疗骨质疏松症最专业，所以我就"追"过来了。听其他医院的医生说：特立帕肽只能使用 2 年？我常吃的阿仑膦酸钠片只能口服治疗 5 年？唑来膦酸（密固达）只能注射 3 次？

　　我就没有药物可以使用了吗？

阿姨，谢谢你认真阅读宣传手册，让我们对骨质疏松症的宣传诊疗有了更多的信心！

阿姨，您问的问题有点专业，涉及骨质疏松药物的转换（序贯）治疗，我逐一给您回答好吗？

钙剂＋维生素 D 是好朋友，整个治疗过程必须全程口服。钙剂可减缓骨量丢失与改善骨矿化；维生素 D 可促进骨骼矿化、增加肠钙吸收、保持肌力和改善平衡能力等。它们联用可降低骨折风险。

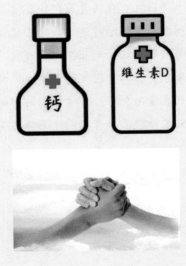

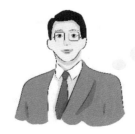

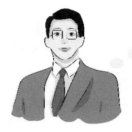

阿姨，你已经使用特立帕肽2年了，对吗？现在必须停止使用特立帕肽。但停止使用后骨密度可迅速下降，骨折风险明显增加，这时需转换使用双膦酸盐类或地舒单抗治疗，以维持或增加骨密度，持续降低骨折风险。

洪医生，治疗骨质疏松的药物是不是都有使用年限？难道一种药物不能一直使用吗？

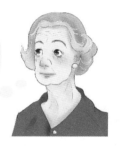

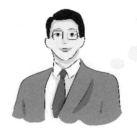

阿姨，您了解得真仔细！单一药物治疗难以达到长期防控疾病的目的，长程治疗骨质疏松药物的转换治疗是必然策略。

骨质疏松的药物治疗存在一定的疗程限制，抑制骨吸收的药物，如双膦酸盐类，口服双膦酸盐类治疗5年，静脉滴注双膦酸盐类治疗3年可能出现罕见不良反应，要酌情考虑停止治疗，进入药物假期。

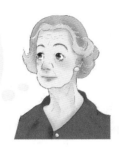

洪医生，医学真是太深奥了！但是为了我的身体健康，今天我要认真学习！

（1）双重作用药物罗莫佐单抗（最新的药物）转换（序贯）双膦酸盐类药物或地舒单抗，可有效维持或提高腰椎和髋部骨密度，降低椎体和非椎体骨折风险，是较为合适的转换治疗模式。

（2）特立帕肽联合地舒单抗治疗后，转换（序贯）唑来膦酸治疗，可以明显增加股骨颈和全髋部骨密度。但考虑治疗的成本与获益，此治疗方案适用于骨折极高风险患者的序贯治疗。

（3）口服阿仑膦酸钠转换（序贯）唑来膦酸或者地舒单抗治疗，均可有效增加腰椎和全髋部骨密度；地舒单抗增加骨密度作用更明显，但无降低骨折风险的对比数据。此种序贯方式建议酌情用于口服双膦酸盐类药物无法耐受或者效果不佳的骨折高或极高风险患者。

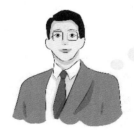

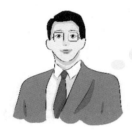

（4）地舒单抗序贯唑来膦酸，此治疗方案适用于地舒单抗不适当停药或者患者主观要求停药时的挽救方案，可极大程度避免因地舒单抗停药导致的骨量快速丢失及骨折风险升高。

感谢洪医生的耐心解惑，我再也不担心没有药物可以使用了，谢谢!

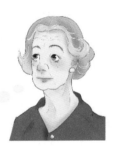

第十五节　如何评估骨质疏松症的治疗效果

医生，目前抗骨质疏松药物种类繁多，应该如何选择呢？

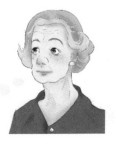

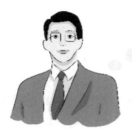

目前，我国已批准上市的抗骨质疏松药物种类繁多，虽然适应证互相重叠，但各类药物仍具有各自的特点，患者本人及家属自行选择较为困难，因此具体的用药选择应由专科医生帮助进行。

那选用抗骨质疏松药物有什么原则吗？

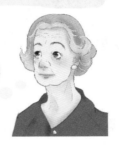

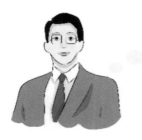

总体原则：低、中度骨折风险者（如年轻的绝经后妇女、骨密度水平较低但无骨折史的患者）首选口服药物治疗。而不能耐受口服药物、禁忌、依从性不高及高骨折风险者（如多发椎体骨折或髋部骨折的老年患者、骨密度极低的患者）推荐使用注射制剂（如唑来膦酸、特立帕肽或迪诺塞麦等）。如仅椎体骨折高风险，而髋部和非椎体骨折风险不高的患者，可考虑选用雌激素或选择性雌激素受体调节剂。新发骨折且疼痛明显的患者可考虑短期使用降钙素类药物。

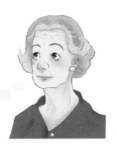

如何判断抗骨质疏松药物治疗成功了呢?

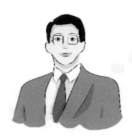

　　抗骨质疏松药物治疗的成功标志是骨密度保持、稳定或增加,而且没有新发骨折或骨折进展的证据。对于正在使用抑制骨吸收药物的患者,治疗成功的目标是骨转换指标值维持在或低于绝经前妇女水平。

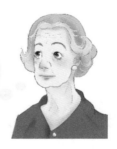

在治疗期间如发生再次骨折或显著的骨量丢失,应该怎么办呢?

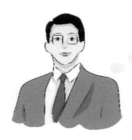

　　患者在治疗期间如发生再次骨折或显著的骨量丢失,则需考虑换药或评估继发性骨质疏松的病因;如果治疗期间发生一次骨折,并不能表明药物治疗失败,但提示该患者骨折风险高。

小知识

抗骨质疏松药物治疗的成功标志

抗骨质疏松药物治疗的成功标志是骨密度保持、稳定或增加，而且没有新发骨折或骨折进展的证据。

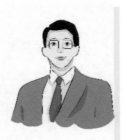

第十六节　骨质疏松脆性骨折及其并发症如何处理

骨质疏松骨折一般有什么并发症呢？

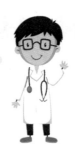

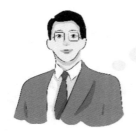

　　骨质疏松性骨折患者年龄较高，基础合并症较多，手术后短期内并发症发生风险高。下面我们将常见的术后并发症做简单归纳，主要包括坠积性肺炎、下肢深静脉血栓、泌尿系统感染、压疮。

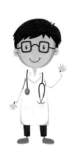

为什么骨质疏松骨折的人会得坠积性肺炎呢?

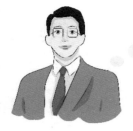

骨质疏松性骨折患者需要长期卧床,因而呼吸道分泌物不易排出,常坠积于肺内,导致肺部感染。合并慢性支气管炎的老年患者长期卧床更易出现坠积性肺炎。出现肺炎时患者常表现为发热、呼吸急促、肺脏听诊有湿啰音,X线片检查可发现肺内有片状阴影。

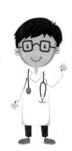

得了坠积性肺炎应该怎样处理呢?

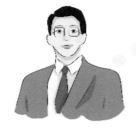

在术前及术后均应敦促卧床患者每天进行深呼吸训练，增加肺活量，保持呼吸道通畅，促进分泌物排出。与深呼吸训练相似，咳痰训练也同样重要。每天进行咳痰训练，也可帮助排出呼吸道分泌物。而骨折患者常因疼痛不敢咳痰，因此要鼓励患者咳痰。此外，定时拍背，即每天定时用手在患者拍打背部，也可促进卧床患者痰液排出。

骨质疏松性骨折为什么又会容易发生下肢深静脉血栓呢？

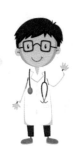

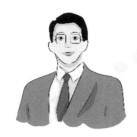

骨质疏松性骨折患者，常常需要卧床，因此下肢血管失去了下肢肌肉的收缩和挤压，血管内血流速度减慢，易形成下肢深静脉血栓。且手术后全身血液呈高凝状态，以及术中可能对血管的损伤，都是骨折患者下肢深静脉血栓形成的原因。

下肢深静脉血栓有什么危害啊？

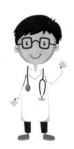

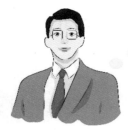

　　新形成的血栓比较脆，像嫩豆腐一样，容易脱落。脱落后的血栓，就像一叶小舟随波逐流，当遇到更细的血管就卡在那里，将血管堵住了，会影响相应血管供应脏器的功能，尤其是堵在了心、肺、脑等重要地方，后果轻则致残、重则致命！

如何预防下肢深静脉血栓呢？

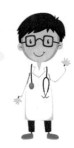

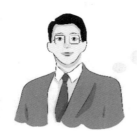

　　骨质疏松性骨折患者在入院后就应立刻评估血栓发生的风险，可通过使用低分子肝素、穿弹力袜、做气压治疗等方法预防血栓形成。术后鼓励患者行下肢的主、被动活动，有条件者应早期下床活动。

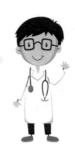

　　听说骨质疏松骨折患者泌尿系统感染发生的概率也很高的。

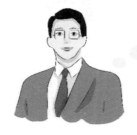

　　由于患者卧床，排尿无力，逆行性感染风险增高。此外，卧床期间泌尿系统结石形成，也增加了泌尿系统感染的风险。为此，应鼓励卧床患者多饮水，保证每天尿量 2000 ml 以上。另外，患肢应积极行肌肉舒缩活动，骨骼受到肌肉收缩力的作用，脱钙减少，可防止结石发生。

如何预防骨质疏松骨折患者的压疮呢？

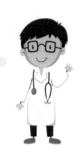

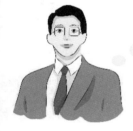

鼓励患者利用无病肢体主动挺腰、抬臀，自行按摩骶尾部皮肤，既有利于功能锻炼，又能有效预防压疮的发生。要保持床单洁净、平整、柔软，经常擦洗皮肤。在病情允许时，应协助患者定时翻身，以缓解骶尾部皮肤的压力，同时按摩骶尾部皮肤，促进血运恢复。

小知识

骨质疏松骨折的并发症

骨质疏松骨折的并发症包括坠积性肺炎、下肢深静脉血栓、泌尿系统感染、压疮等，要在医生指导下，积极预防治疗。

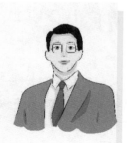

第十七节 脆性骨折围术期如何使用药物
进行抗骨质疏松治疗

骨质疏松脆性骨折患者手术后，还要使用抗骨质疏松药物治疗吗？

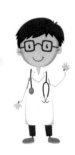

发生了骨质疏松脆性骨折后应及时至医院就诊，在医生的帮助下明确诊断，并接受专业治疗。骨质疏松性骨折治疗原则包括复位、固定、功能锻炼、抗骨质疏松治疗。改善临床症状、减少并发症是骨质疏松骨折治疗的近期目标，促进骨折愈合、功能康复、预防再骨折则是骨质疏松骨折治疗需要实现的远期目标。

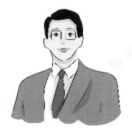

骨质疏松退行骨折患者做手术时使用抗骨质疏松药物的原则是什么？

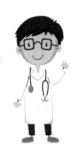

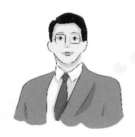

骨质疏松性骨折患者围术期使用抗骨质疏松药物进行治疗，可以提高骨折内固定物的把持力和稳定性，促进骨折愈合并预防再次骨折的发生。骨质疏松性骨折患者一般疼痛明显，骨吸收增强，卧床及制动等因素可使骨量丢失加快，建议围术期抗骨质疏松治疗应以基础补充剂联合抑制骨吸收药物为主。

那骨质疏松骨折使用的药物有哪些呢？

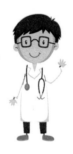

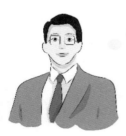

骨质疏松骨折使用的药物分为3类：①基础治疗。钙剂和维生素D是骨质疏松性骨折治疗的基础用药。②抑制骨吸收的药物。主要包括降钙素类及双膦酸盐类，对于骨质疏松性骨折后的骨痛有良好的缓解作用，因此也可以在围术期内短暂使用。③对于绝经后骨质疏松多发性骨折或双膦酸盐治疗后仍发生骨质疏松性骨折、严重骨质疏松骨折（T值<－3.0）或多发骨质疏松骨折患者在围术期推荐使用甲状旁腺激素类似物（如特立帕肽）。

划重点

　　骨质疏松性骨折治疗应强调个性化，需要医生综合评估患者全身状况、骨折部位、骨折类型、骨质疏松程度，权衡利弊后选择手术或非手术治疗。

第四章

正确的预防措施，和骨质疏松说再见

第一节　科学膳食预防骨质疏松

众所周知，骨头的健康离不开钙和维生素D。让我们来看看，生活中哪些食物富含钙呢？

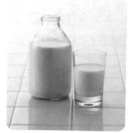 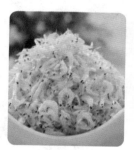 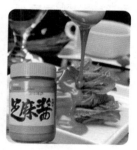

牛奶（104 mg/100 g）　虾米（555 mg/100 g）　芝麻酱（1170 mg/100 g）

每 100 g 牛奶中含钙元素量为 100 ～ 120 mg，牛奶的钙吸收率为 30%，牛奶中含铅量低，故牛奶是最安全、最有效的钙源。

再看看来自蔬菜家族的"高钙王"之争吧！

谁才是蔬菜家族真正的"高钙王"？

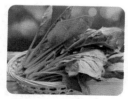 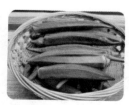 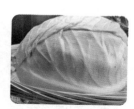

菠菜（66 mg/100 g）　秋葵（81 mg/100 g）　卷心菜（97 mg/100 g）

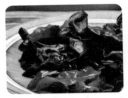
黑木耳（113 mg/100 g）

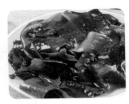
裙带菜（150 mg/100 g）

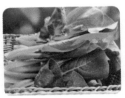
菜心（156 mg/100 g）

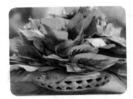
苋菜（178 mg/100 g）

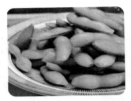
毛豆（197 mg/100 g）

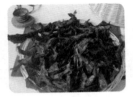
紫菜（264 mg/100 g）

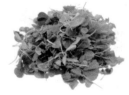
草头（713 mg/100 g）

草头才是真正的"高钙王"啊！回家立刻炒一盘草头补钙。

光补钙怎么行，还得补充维生素 D 呀！

富含维生素 D 的食物：

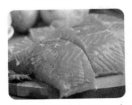
三文鱼（17.6 μg/100 g）

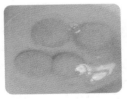
蛋黄（16.9 μg/100 g）

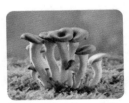
蘑菇（14.0 μg/100 g）

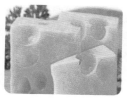
奶酪（7.8μg/100g）

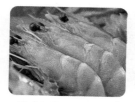
虾（6.9μg/100g）

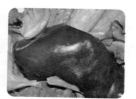
猪肝（15μg/100g）

注意：维生素D和活性单位不同，维生素D 1μg 约等于 40 IU。

钙和维生素D 都有了，是不是就可以高枕无忧了？

没有蛋白质，钙和维生素D怎么利用呢？所以优质蛋白的摄入也很重要。

优质蛋白质的代表们：

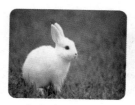
兔肉（21.37%）

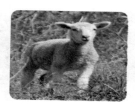
羊肉（18%）

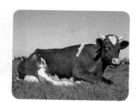
牛肉（20%）

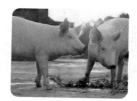
猪肉（13.2%）

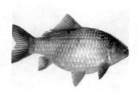
鱼（17.1%）

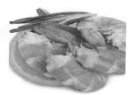
虾（16.8%）

有钙、有维生素D、有
蛋白，这下总完美了吧？

维生素C、维生素A、维生素E、维生素K，
还有镁也是不可缺少的哦！

日常饮食中要多吃富含维生素C的新鲜水果、蔬菜，富含维生素K的豆类，富含花青素和黄酮类化合物的深颜色水果、蔬菜哦！包括鲜枣、猕猴桃、山楂、蓝莓、柑橘、葡萄、草莓、火龙果、辣椒、芥蓝、紫甘蓝、白萝卜、黄瓜、茄子、豌豆、毛豆等。

富含维生素C的水果、蔬菜：

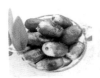

鲜枣
243 mg/100 g

猕猴桃
63 mg/100 g

山楂
48 mg/100 g

柑橘
34 mg/100 g

辣椒
144 mg/100 g

芥蓝
76 mg/100 g

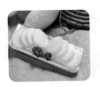

白萝卜
22 mg/100 g

黄瓜
11 mg/100 g

第二节　骨质疏松了也要进行合理锻炼

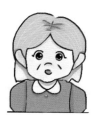

洪医生，我都60岁了，刚查出有骨质疏松，我还能运动吗？

当然可以了，运动可以帮助体内的钙质吸收，使肌肉收缩，对骨质的生长、维持、重建产生积极的作用。适当运动可以使骨骼的受力明显增加，就能促使成骨细胞及其他有利于骨骼的生长因素代谢活跃，促使骨骼的更新、生长加快，使骨密度和骨强度增加，预防骨质疏松。

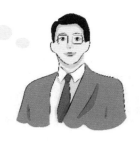

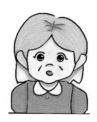

那我能做哪些运动呢？

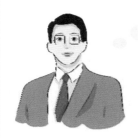

　　比如有氧运动、无氧运动，通过综合性的运动训练，可以使骨质强度得到提高。同时也要注意加强营养，补充钙剂、维生素D等，以促进骨质强度改善。具体运动比如慢走、慢跑、游泳、跳绳、骑自行车、跳舞、太极拳、八段锦等，运动每天坚持30～60分钟效果较好。

第三节　孕期和围绝经期妇女如何防治骨质疏松

　　骨质疏松不是老年病吗？怎么与孕妇和围绝经期妇女有关？

　　孕期的钙补充，围绝经期的激素干预，对骨质疏松的防治有重要的影响哦！

　　医生，我怀孕了，体检查出有骨质疏松，怎么办？

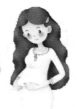

孕期治疗骨质疏松的主要方法是补钙，孕中期每天需要摄入 1000 mg 的钙质，大概 4 杯（200 ml 一杯）牛奶的量，孕晚期则每天增加至 1200 mg，大概需要 5 杯（200 ml 一杯）牛奶的量。

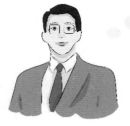

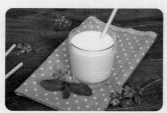

均衡多样化的饮食，多到户外走动，多晒太阳，保持睡眠的充足，这些都有利于预防骨质疏松的发生。

另外，多吃含有高蛋白的食物，像牛奶、蛋类、豆类和富含维生素 C 的蔬菜和水果，这些食物可以使我们骨骼内的矿物质成分增加。

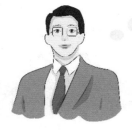

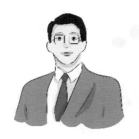

　　孕期补钙除了食补外，选择并服用合适的钙剂也很重要。医生告诉我们，补钙时不仅要考虑钙含量的多少，还要重视钙的吸收效果。孕妈妈最好选择单片钙剂在 400 mg 以内的，分多次服用。在补充钙剂时一定不能忽视对维生素 D 的补充。

　　医生，我现在到了围绝经期，骨质疏松了怎么办？

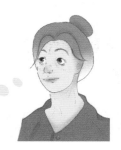

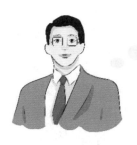

　　围绝经期骨质疏松一般发生在 50 岁左右的女性身上，它的发病主要时间在绝经前 3~4 年和绝经后 3~4 年。绝经期骨质疏松主要和女性的内分泌功能有关。

　　围绝经期的骨质疏松发生的主要原因并不是钙的总量丢失得特别快，而是由于雌激素的缺失，在绝经期钙的流失速度明显地加快。围绝经期骨质疏松的患者很容易出现腰背部的疼痛，以及一些抽筋症状，更严重的就是容易骨折。

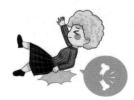

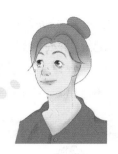

医生，那我该怎么办呢？

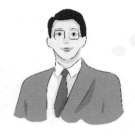

（1）补充雌激素，促进钙的吸收。要采取雌激素的替代疗法，因为围绝经期这个时间段，雌激素的分泌迅速减少，这就会导致激素水平变化，引起的骨质疏松。

激素疗法很安全，前提是要医生指导。因此围绝经期激素疗法需要在医生指导下开展，不能自己随便服用激素。围绝经期激素疗法不仅仅能够防止骨质疏松，还能减少心脑血管的发病概率，因此围绝经期女性要记得看妇产科围绝经期门诊哦！

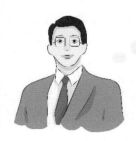

（2）补充钙剂，增加骨密度和骨强度，并要采取一些抗骨质疏松的药物。在临床上我们一般选用一些双膦酸盐类的药物，同时还要辅助一些补充钙质的药物。

围绝经期由于激素下降，骨质的钙成分大量丢失。因此围绝经期女性容易发生骨质疏松，增加骨折的发生率。所以围绝经期女性应多吃含钙高的食物如鱼、牛奶，不仅含优质的蛋白质，还含有丰富的钙。

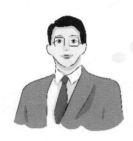

（3）改善生活方式，保证均衡膳食，多吃富含钙质、蛋白质、维生素和膳食纤维的食物。推荐的食物有鱼肉、瘦肉、牛奶、蛋类，以及大量的、新鲜的、绿色的蔬菜和水果。

围绝经期的生活方式改变，特别是饮食改善时要特别注意增加富含生物黄酮类化合物、花青素类化合物、维生素 C 等具有抗衰老、抗氧化作用的天然产物，如蓝莓、紫甘蓝、柑橘、茄子、青椒等。

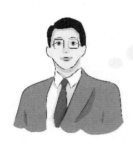

（4）运动疗法。运动在治疗骨质疏松上起到非常重要作用，因为运动不仅可以提高自身免疫、降低疾病的发生率，而且还可以促进骨质疏松康复。最常见的运动方式是打球、游泳、太极拳、骑自行车或者是慢跑。

围绝经期运动能够改善睡眠，促进激素分泌增加，增加肌肉和骨骼的代谢等。围绝经期前期骨质疏松运动辅助效果更显著。

第四节　患有肾结石还能补钙吗

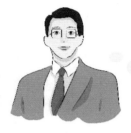

王女士，您的骨折是因为骨质疏松引起的，需要治疗骨质疏松，预防以后再发生骨折。

我早就有骨质疏松，但我还有肾结石，不敢补钙呀，也不敢喝牛奶。

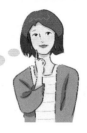

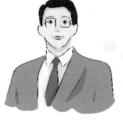

有结石可以补钙，关键要看怎么补，还要看是什么样的结石。

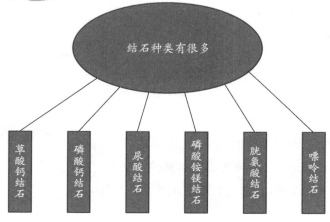

结石种类有很多

草酸钙结石　磷酸钙结石　尿酸结石　磷酸铵镁结石　胱氨酸结石　嘌呤结石

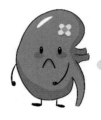

不要再补钙和维生素 D 了，我可不想长结石，太痛了！

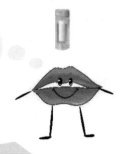

别紧张，老兄，钙有没有超标，去检验一下尿钙含量、尿酸碱度就知道了。

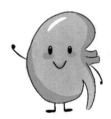

虚惊一场，查出来 24 小时尿钙含量在 2.7 ~ 7.5 mmol 范围内，尿 pH6.5。还好，我可以放心点了。但是，口腔老兄，你是不是还需要注意一些其他的事情。

我知道啦，老兄，我还要多喝水。每天喝水超过 2500 ml，可以使结石发生减少 60% ~ 80%。橙汁、含咖啡因的饮料、咖啡、葡萄酒和啤酒也是可以适当喝一点解解馋的，因为这些液体能预防结石。牛奶也是可以喝的，只要不是喝太多就行。

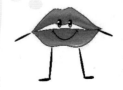

对啦，防治骨质疏松，每天补钙的量要达到 1000 ~ 1200 mg。你有发现吗，我都是在用餐时间补钙的，用餐时间补钙可以减少草酸钙的形成。有结石不能补钙实际是公众的误解，多项大型前瞻性队列研究证明，男性和女性膳食钙的摄入与低结石风险有关。补钙只要注意方法就是安全的，比如在用餐时间补钙、尽量膳食补钙等。

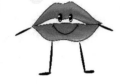

预防骨质疏松，我还要补充维生素 D，我们的身体缺乏维生素 D 会引起代谢异常，特别是继发性甲状旁腺功能亢进。研究发现维生素 D 缺乏在北方高纬度地区的结石患者中很常见。在加拿大的结石诊所中，80.2% 的患者存在维生素 D 缺乏。所以维生素 D 缺乏不仅容易引起骨量流失，还会增加结石的发生率。

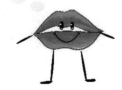

动物性蛋白的摄入应该适量，不能敞开了吃。高动物蛋白和高嘌呤饮食（动物内脏、海鲜、香菇、豆制品等）与某些结石相关，特别是尿酸盐结石有关，适量摄入动物蛋白是安全的，只要不是暴饮暴食。

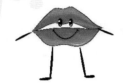

多吃些富含膳食纤维的水果和蔬菜，这样尿中柠檬酸盐钾和镁的浓度加大，减少草酸钙和磷酸钙结石的形成。

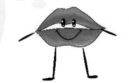

为了降低结石的发生，每日维生素 C 的摄入不超过 1000 mg，过量的维生素 C 会转化为草酸盐，增加结石的风险。

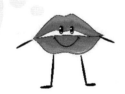

对啦，还有盐的摄入也要少一些。饮食中钠过高与高尿钙有关，尿钠升高，增加钙的排泄，降低尿中的柠檬酸盐。在一项大规模女性队列研究中发现，高钠饮食与 61% 的患结石风险相关。每天钠的摄入应该控制在 1500 mg，不超过 2300 mg。

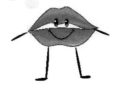

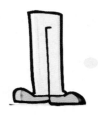

口腔老兄，也要注意热量的摄入要少一些啊，肥胖和高血糖也会增加结石的形成。听说维生素 B_6 也可以降低结石的发生呢。我们一起努力啊，你少吃点，我多动一动，健康生活。

对对对，我会注意控制热量摄入的。维生素 B_6 可以降低尿中草酸的水平，减少结石的形成。当饮食调整不成功时，可以考虑补充点维生素 B_6。

我们一起加油！

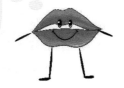

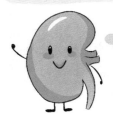

看来为了既能防治骨质疏松又能预防结石形成，口腔兄做了不少的功课，那我就放心了。

小知识

肾结石与补钙

有肾结石并不是就不能补钙了。补钙方法需得当，比如用餐时间补钙，适当补充维生素D，再注意多饮水（每日饮水超过 2500 ml）和膳食平衡，并定期检测尿钙就可以了。尿钙在 2.7 ~ 7.5 mmol 范围内是安全的。

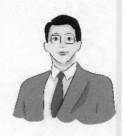

第五节　喝酒吸烟加熬夜，骨质疏松找上门

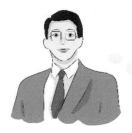

管先生，您肋骨发生了骨折啊！

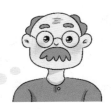

啊！怪不得这么疼，怎么会骨折呢？
我就在桌子边碰了一下啊！

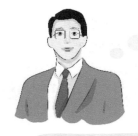

您看啊！您的骨密度检查结果显示有
骨质疏松，这骨折都是骨质疏松惹的祸。

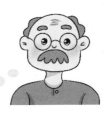

骨质疏松？我每天都补钙的，怎么
会骨质疏松？

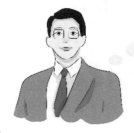

管先生，您别着急，骨质疏松的预
防呢，不是光补钙就够了，您仔细听我说。

你们都让一让，让我过去。骨骼有了我就不会骨质疏松了。

不对，钙兄，单纯靠你还不行，还有很多因素可以导致骨质疏松。

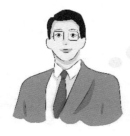

对的，引起骨质疏松的原因有很多。

（1）体重过低。体重过低的骨质疏松容易引起髋部骨折。

（2）父母髋部骨折病史也是一个重要的危险因素，在很大程度上与骨密度无关。

（3）吸烟。烟草中含有烟碱，可以抑制成骨细胞的活性，使形成的新骨减少。烟碱不仅可以抑制成骨细胞活性，还可以兴奋破骨细胞，导致骨骼被破坏，从而引起骨质疏松。

（4）过度饮酒。酒精摄入与骨折风险呈剂量依赖性关系。如果酒精摄入量平均每天 2 个单位或更少，则没有发现风险增加。每日摄入 3 个或更多单位，与骨折风险的剂量依赖性增加有关。

（5）过度饮咖啡及碳酸饮料：会加速钙流失。

（6）缺乏体力活动。人缺乏体力活动，会使附着在骨骼表面的肌肉收缩和舒张活动量减少。当肌肉收缩和舒张活动减少以后，就会使骨骼负荷应力发生改变，对骨骼的刺激量就会减少，从而会很容易出现骨质疏松。

（7）饮食中缺乏钙和维生素 D（光照少或摄入少）。

（8）性腺激素水平下降。如绝经后骨质疏松，内分泌等疾病引起的性腺激素水平下降，均可引起骨质疏松。

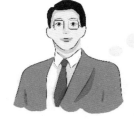

我明白了，看来我要戒烟戒酒了，平时我没事总喜欢跟朋友喝喝酒，抽抽烟，搓搓麻将，有时还玩到凌晨 1 点。

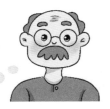

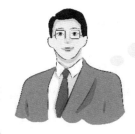

熬夜也要改一改。

（1）因为熬夜会造成胃肠道功能减弱，导致钙质吸收受阻。除此以外，在熬夜时往往会喝一些浓茶、咖啡之类的饮料，这些饮料会直接导致钙质的吸收出现问题。

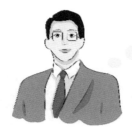

（2）经常熬夜搓麻将，长期坐立不活动，而在熬夜之后，又会长期在床上睡觉休息。这样运动量大大减少，导致骨质疏松。

（3）长期熬夜之后，还不能经常接受太阳光的照射，体内维生素D缺乏，进而诱发骨质疏松。

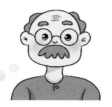

我明白了，不光戒烟戒酒还要戒麻将，多运动。

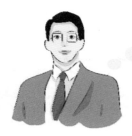

还需要问您一下，您还有什么其他疾病，在吃什么药物吗？因为一些药物也可以引起骨质疏松，比如泼尼松、抑制剂量的甲状腺激素、抗凝剂、环孢菌素等。

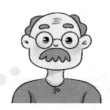

这个倒是没有，我没有其他疾病，也没有服用什么药物。

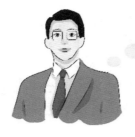

好的，我还需要给你做些其他检查，排查一下继发性骨质疏松。

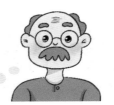

啊，还要做检查。继发性骨质疏松是什么呀？

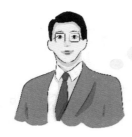

继发性骨质疏松就是其他疾病引起的骨质疏松，特别是男性骨质疏松更要当心继发性骨质疏松的可能。男性原发性骨质疏松症只占所有病例的 40%，60% 是其他疾病引起的继发性骨质疏松。

（1）内分泌疾病。性腺功能减退、皮质功能减退、甲亢、甲状旁腺功能亢进、糖尿病等。

（2）血液系统疾病。地中海贫血、多发性骨髓瘤。

（3）胃肠道疾病。慢性腹泻、乳糜泻等。

（4）风湿性疾病。类风湿关节炎、系统性红斑狼疮、强直性脊柱炎、硬皮病等。

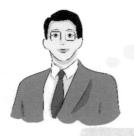

（5）肾脏疾病。慢性肾功能不全、肾小管酸中毒等。

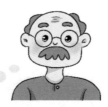

哦，这么复杂，那我要多久查完呀！

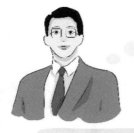

您放心，我会根据你的情况检查比较常见的、有可能发生的疾病。

好好好，那就好，洪医生，您开单子吧，我配合您好好检查和治疗。

小知识

预防骨质疏松

预防骨质疏松并不是只补钙、补充维生素D就够了，在生活方式上还要注意戒烟，不要过度饮酒、饮咖啡、熬夜等，多进行适当的体育运动。如果发生了骨质疏松，需要配合医生做相应的检查，排查其他引起骨质疏松的疾病。

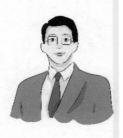

第六节　骨质疏松的预防从身边事做起

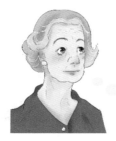

老李，小区管理办公室请来了大医院的专家讲课，你去听了吗？

嗯，去了，讲的骨质疏松的事情，还免费测骨密度。我测了，现在我骨头还行。但医生说还要注意预防，不注意的话骨质疏松了会骨折的，到时候走不了路，就麻烦了，全靠老伴照顾，想想都很糟糕。这些医生太好了，免费给我们讲课，还免费测骨密度，让我们知道要提前预防。

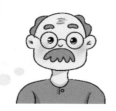

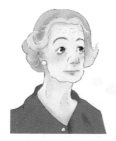

嗯，是的，讲了好多预防的内容，还挺多的，好多都没记住，下次再听就要带个笔记本。

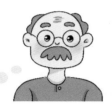

老张，莫急，你看，我记了，咱们再一起复习复习。

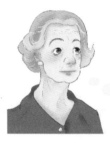

那太好了，来来来，我们一起复习复习。

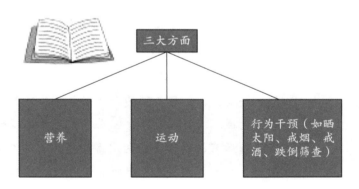

三大方面

营养

运动

行为干预（如晒太阳、戒烟、戒酒、跌倒筛查）

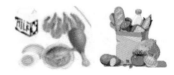

膳食中摄入足够的钙、维生素 D 和蛋白质。

严重维生素 D 不足的老年患者 [25(OH) 维生素 D < 10 ng /ml]，建议每周给予胆钙化醇（维生素 D_3）50000 IU，持续 8 周，或相当于每天 6000 IU，随后每天 1500～2000 IU 维持治疗方案（A 级推荐）。使用钙化二醇 [25（OH）维生素 D_3] 是治疗维生素 D 不足的一种有效的替代策略，由 Bischoff-Ferrari 等人进行的 RCT 证实。在该研究中，与胆钙化醇相比，口服钙化二醇，每天 20μg（4 滴）或每周 140μg，可显著更有效和快速地提高血清中 25（OH）D_3 浓度并抑制甲状旁腺激素。

钙化二醇的给药应首选在 25- 羟基化受损、肥胖和吸收不良的情况下，以及当需要快速纠正维生素 D 状态以便开始抗骨折治疗时（B 级推荐）。尽管这种维生素 D 代谢物具有积极的安全性，但钙二醇的血清剂量和尿钙水平应低钙摄入，特别是在年轻人中，对骨质疏松症的预后有影响。通过食用富含钙的食物（如牛奶、酸奶、奶酪）来增加膳食中钙的摄入量是纠正钙负平衡的第一步。对于 50 岁以上的男性和女性，推荐的钙摄入量 (RNI) 是每天至少 1000 mg 和每天 800 IU 的维生素 D。含有钙和维生素 D 的强化乳制品，每份提供至少 40% 的 RNI 钙 (400 mg) 和 200 IU 的维生素 D

营养

是有价值的选择(例如，酸奶或牛奶)(A级推荐)。当膳食来源不足以提供每日所需时，可给予钙补充剂。

蛋白质补充和抵抗运动结合在一起，可以获得更大的肌肉质量和力量。推荐的蛋白质日平均摄入量为 1.0 ~ 1.2 g/kg，包括一天中每顿主餐(早、中、晚餐) 20 ~ 25 g 的优质蛋白质(如乳制品提供的蛋白质)。

营养

嗯，平时我不怎么喜欢喝牛奶，我要注意点，可以多喝豆浆。再往下看，是不是还有体育运动？

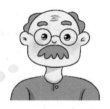

为增加肌肉力量而进行的阻力运动，可以防止跌倒、改善平衡和协调，并可刺激骨形成，减少骨吸收保持骨强度。

国家骨质疏松症基金会强烈支持所有年龄段的终生体育活动，指出适当的运动——特别是有规律地负重和增强肌肉的运动——可以改善身体功能、骨量、肌肉力量和平衡，并可以减少跌倒的风险。

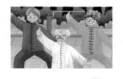

体育
运动

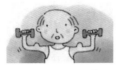

阻抗性
运动

　　要使绝经后妇女的阻力运动达到最佳效果，需要每周进行3次高负荷、高强度训练，每次训练2~3组。最近的另一项系统综述显示，在中老年男性中，单独进行阻力训练或与冲击负荷活动联合进行阻力训练对预防骨质流失更有效。

　　步行并不能有效预防骨质疏松，因为它只会略微增加骨骼的机械负荷。一项随机对照研究表明，在绝经后妇女和老年人中，包括负重运动与中、高强度和缓慢渐进力量运动的结合，可以保持和改善髋关节和(或)椎体骨密度、骨骼肌质量和力量。

　　最近的一项随机对照试验表明，太极拳比传统的低运动量训练更能减少老年人跌倒和伤性跌倒的概率，而且这种减少可以保持至少1年。

　　什么是阻力运动啊？我喜欢打打乒乓球，这算不算啊？

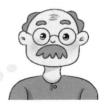

阻力运动就是负重运动，可以增加肌肉力量的运动，像使用握力器、拉力器、哑铃锻炼，引体向上、俯卧撑。打乒乓球不是阻力运动，但在跑动中的冲击可以刺激骨骼的形成，是非常好的运动，再配合一些阻力运动就很好了。

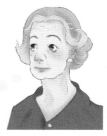

行为干预

晒太阳、戒烟、戒酒、跌倒筛查，老李，你以后烟要少抽点啊！

还有啊，老李，肥胖、糖尿病、高血脂、高血压，"啤酒肚"这些都是骨骼健康的"杀手"，也要注意预防。

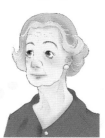

划重点

预防骨质疏松，要从身边事做起，主要包括三大方面：营养、运动、行为干预。另外积极配合医生治疗肥胖、糖尿病、高脂血症和高血压等慢性疾病。